いつもいいことさがし 3

聖路加国際病院小児科
細谷亮太

まえがき

『暮しの手帖』に連載のエッセイを書き始めたのは一九九七（平成九）年でした。前の年に編集部のベテランの加川厚子さんと若手の高野容子さんのお二人が病院を訪ねて来られ、執筆についての相談がありました。

前任の西村昂三《こうぞう》先生（「小児がん治療の七十年」参照）の後任として、小児科部長になって間もない頃でした。まだ辛うじて四十代だったのだと、不思議な思いにかられる現在七十二歳の私です。

当初は加川さん、高野さんのお二人でしたが、加川さんが定年で退社されたあとは、だんだんベテラン編集者に変貌していく高野さんと、次号のトピックについて話をしながら書き続けてきました。しかし、それが足かけ二十三年にも及ぶ長期の連載になるとは、筆者本人は夢にも思いませんでした。依頼した『暮しの手帖』側もそんなに長く続けようとは考えていなかったのではないでしょうか。

八年の時間が経ち、『暮しの手帖』第3世紀66号（一九九七年二、三月）から第4世紀14号（二〇〇五年二、三月）までの連載をまとめて『いつもいいことさがし』を出していただきました。ちなみに私のエッセイが、この「いつもいいことさがし」というタイトルをもらって掲載されるようになったのは、それから間もなくのことです。

『いつもいいことさがし』の第一巻分を書きながら、病気の子ども達と向き合い、小児がんの告知を受けた子ども達のキャンプ（スマートムンストンキャンプ）を仲間達と始めます。聖路加国際病院から勤続三十年のご褒美に十日間の休日と某《なにがし》かの小遣いを頂き、四国歩き遍路に出かけます。まだエネルギーが余っていました。

『いつもいいことさがし 2』は『暮しの手帖』第4世紀15号（二〇〇五年四、五月）から第4世紀50号（二〇一一年二、三月）までのエッセイがまとめられています。私の五十七歳から六十三歳までの思いです。

臨床の現場志向だった私も、この時期には管理職としての仕事をせざるを得なくなってきます。副院長、小児総合医療センター長という役職名を背負い、NHK「こころの時代」、テレビ朝日の「徹子の部屋」などに出演したり、日本小児がん学会長を務めたりする合間に、ぬかりなく第二句集『二日』を刊行、忙しく過ごしました。

そして今回の『いつもいいことさがし 3』です。『暮しの手帖』第4世紀51号（二〇一一年四、五月）から最終回、第4世紀100号（二〇一九年六、七月）までのまとめです。六十三歳から七十一歳までの私がどんなことに出会い、どんな人と話し、今までを、そしてこれからをどう考えたかが綴られています。

二〇一一年三月十一日に、あの東日本大震災が発生します。私は東北大学医学部の卒業なので、同級生が被災地の様々な場所で大変なご苦労をしました。東京でさえもひどい状況になったのですから。

その二年後、二〇一三年一月二日に満六十五歳になった私は、定年を迎えます。私の退職記念誌、副題「子ども達と四十年」を後輩達が作ってくれました。その終わりの頁に、「をはりに」の前書きがついた私の一句が印刷されています。

極付《きわめつき》の数へ日二〇一二年　　嘵々

〈「数へ日」とは年内の残りの日を指折り数へること。また、その残り少ない日〉と註がついています。

その後、つれづれの日々と思いきや、これが、また、大変です。あとは本編で。

いつもいいことさがし　3　もくじ

本書は、『暮しの手帖』の第4世紀51号(2011年3月25日発行)~100号(2019年5月25日発行)に掲載した「いつもいいことさがし」50編のなかから37編を採録したものです。各編の文末には掲載誌発行の年月を表記しました。尚、文中に登場する方の年齢、敬称等は掲載当時のままといたしました。

笑顔に自信あり

　ほとんど坊さん風の丸刈りにして、もう十年になります。顔と一緒にジャブジャブと頭も洗えるし、櫛を使って髪の毛を整えることなどもしなくて良いので、とても便利です。以来鏡を使うのはヒゲを剃る時だけで、それも注目するのは顔下半分に限られます。

　先日、幼なじみの床屋のカンちゃんに、

「ずいぶん、目尻に深いシワが増えたね。ニコニコしすぎじゃないの」

と言われて、家に帰ってから久しぶりに自分の顔を観察してみました。確かに何時の間にか、目尻に笑い皺がしっかり刻まれています。カンちゃんは遠慮して指摘しなかったと思われる額の横皺、眉間の縦皺もビックリするほどの深さです。六十年以上、この顔を使ってきたんだなという感慨がありました。小児科医になって四十年、ニコニコばかりの生活でもなかったのです。辛く悲しい思いに沈むご家族のそばで過ごした時間が、眉間の皺として刻まれていました。

『日本大百科全書』(小学館)によると、そもそも脊椎動物の顔とは頭の正面のことで、上は額から下は下あごまで、左右は両耳の間の部分を言うらしい。つまり脳の小さなネコ、イヌ、ウマなど額の狭い動物の顔は大部分があごということになります。

解剖学的にはヒトの顔というのは二本の眉を結ぶ線から、下は下顎骨《かがくこつ》の線までを指すらしいのですが、常一般には額をも含めて顔と言っています。サルからヒトに変化する過程で、心の動きを表現する複雑な表情を作る顔面筋が分化して発達すると共に、顔面の毛が少なくなり、相手にこちらの表情がよく見えるようになってきました。そして人間は、心を伝える大切な手段として顔、すなわち表情を使ってきたのです。日常、どんな感情を持ち、それによって顔つきを変えて、どう暮らしてきたかが顔の皺を作り、その人のいわゆる顔を作るわけです。

この事実をふまえると、「人間四十になったら自分の顔に責任を持たなければならない」というよく知られた言葉にも、なるほどねと頷けてしまいます。この名言の出所にもいろいろな説があるようですが、よく知られているのは、米国大統領、かのリンカーンのエピソードとして伝えられているものです。

或る時、アドバイザーが、是非、閣僚の一人にと推薦した人物をリンカーンが採用しなかった。何故登用を拒否したのかを尋ねると

「私は彼の顔が気に入らない」

と答えたとか。驚いたアドバイザーは
「それでは彼が可哀そうだ。大体、顔つきは生まれつきのものなのだから彼の親の責任でこそあれ、彼の責任ではないでしょう」

と反論した。それにリンカーンは
「親から授かった顔かたちの良し悪しとは関係なく、四十年以上の人生を生きた人には、その人の自ら創りだした顔というものがあるはずで、その顔には自己責任がある」

と言って、話題を変えたというのです。

でも、この話には別の説もあり、リンカーンの時代に陸軍長官を務めたE・M・スタントンという人が、「男は五十になったら自分の顔に責任がある」と言ったとか。

どちらにしても、この言葉がアメリカ製であることは間違いがなさそうです。

意識して表情を作るという文化は我が国にはなかったように思います。特に作り笑いは下品なものとされてきた感さえあります。お世辞笑いとか追従笑いはすべきではなく、歯を見せて笑うことさえ人前では避けなければならないと、私も明治生まれ（本人は大正元年を主張）の父から教えられた記憶があります。

実際、自分の子ども時代の写真を見てみるとおすましはしているものの、一枚として二コニコの笑顔のものはありません。

小児科医になって六年目にアメリカへ渡ったのですが、臨床の仕事でしたから、はじめの頃は笑顔を作るのに慣れずにとても苦労しました。

患者さんにも「ハーイ」、ナースにも「ハーイ」、先生達にも「ハーイ」とご挨拶をします。これは、私にも造作のないことで、「オッス」と同じですから大丈夫です。でも、「ハーイ」と一緒に口角をつりあげて、ミッキーマウス風にニッコリしなければならないのがなかなか難しくて、慣れるまでとても重労働でした。日本でのスタンダードの顔つきで「ハーイ」をやると、「君、体調が悪いのかい」と心配されてしまうのですから、必死の思いでミッキースマイルを習得しました。夜、ベッドに寝転がると、何故か頬が痛いのです。それがニッコリを続けたための顔の筋肉痛であることに気付いて愕然とした思い出があります。

あの期間で私の顔の表情筋は鍛えられ、笑い皺もずい分深く刻まれたはずです。それ以後の写真は上手に笑って撮られています。

日本に帰ってからのニコニコ顔作りの修行相手は外来の子ども達。特に短時間でなついてもらわなければならない赤ちゃん健診の乳児が恰好の稽古台になりました。ここで鍛えられたのは目です。赤ちゃんの目は生後すぐから明暗を感じることは出来るものの、対象物を何とか見られるようになるのは三カ月頃と言われ、眼前二十五センチほどにあるものが見える程度です。三カ月健診で、この距離で心から「かわいいね」という思いでニコニコしてあげれば、ほとんど全員がほほえみ返してくれます。

でも不思議なのはまだ物の識別は困難とされている一カ月の赤ちゃん達。彼らも、こちらが目から「かわいいね」「こっちを見てよ」という気持ちで心を伝えると、多くがこちらの目を覗き込んで来ますし、目から笑ってあげてニコニコすると、ほほ笑んでくれる赤ちゃんさえいるのです。

目の力、時に目力《めぢから》とか言われるものの存在を実感する瞬間です。

「がんをとばす」「がんをつける」という不良仲間のことばがあります。もともとは相手の顔をじっと見つめて、それをきっかけに言いがかりをつけるためにするもの、と国語辞典にあります。ママチャリの後ろに乗せられて向こうから来る子に「がんをとばす」訓練も私はずい分積みました。達人の域に達していますので、すれちがったあとに、ほとんどのおちびは振り返ってこちらを見ます。

先日、ニコニコ顔にもっと自信を持たせてくれる出来事がありました。年に一回、神奈川県久里浜にある国立特別支援教育総合研究所の研修生が病院実習に来ます。一時間余り講義をするのですが、それが終わって引率してこられたN先生とお話をしました。その折に研修所で新しく購入した「スマイルスキャン」という機器が話題になりました。これは人種、国籍に関係なく世界中の人に適用できる、笑顔度自動測定器らしいのです。これで職員全員が頑張って、笑顔度を測ってみたのだけれど五十パーセントがせいぜいだったので、おかしいのではないかと思い、試しに私の写真をスキャンしてみたら九十九パーセントが出て、みんなで驚いたというのです。さすがトレーニングの賜物であると、私もちょっとうれしくなりました。

その話をこの欄の担当のTさんにしたら、本誌の執筆仲間の佐藤雅彦先生が六本木で開いた「これも自分と認めざるをえない展」にあったゲートの話をしてくれました。「男性か女性か」「二十九歳以下か三十歳以上か」「笑顔か無表情か」の関門が三つあり、最後の関門でTさんは、ニコニコして「笑顔」のゲートの前に立っても、扉が開いてくれなかったのだそうです。

そのうち奥義を伝授してあげなければと思いながら、「男は不必要に笑うな」と言い続けた、今はもういない父の顔を思い出しました。

（2011年5月）

ひとかたまりの時間

夏、冬の長い休みに学校から渡される「おさらい帳」というのがありました。休みって言うのなら、本当に何もなしの遊びだけの休みに何故してくれないのだろうと子ども心に不思議でした。一方、その学習帳をなんとかしなければ休みは終わらないということも承知していました。でも、自分から進んで宿題をやった覚えはまったくありません。毎日、本当に毎日、

「おさらい帳はやったの。やりなさいよ」

と母が催促してくれても、ほんの少しずつしか進みません。缶けり、ターザンごっこ、魚採り等々、外には楽しいことがいっぱいです。結局、休みの最後の日の午後から夜中までが勝負、必死に何とか間に合わせました。試験も同様で、その結果、正真正銘、一夜漬けの名人に成長しました。

そんな私ですから、日記なるものとは縁がなく生きてきました。書き始めたことはある

のですが、一カ月書き終えたためしがなかった。でも、ついに二〇〇四年十一月から二〇〇六年十月まで日記を書き続けました。もちろん、自主的にではありません。角川書店の『俳句』という月刊誌に頼まれてやったことです。編集担当の人が毎月、何回も、「原稿はどうですか。書いてますよね」とお尻をたたき、締切日を過ぎると、矢のような催促、それでようやく完結することができました。連載終了後に『医者が泣くということ』という単行本にしてもらったのですが、先日、文庫本にというお話で「まえがき」を書くために送られてきたゲラ刷りを読み返してみました。

二〇〇四年十一月五日は朝日新聞の一面に「良き父鷗外《おうがい》」という記事が載っていたようです。その記事から、私は以前母からもらった古書の中に鷗外の次女、エッセイスト小堀杏奴《あんぬ》の著書があったことを思い出します。

以下引用、〈『回想』という素敵な装幀のこの本は昭和十七年十二月五日発行、東峰書房刊。裏表紙を一枚めくった所にMay 18th. 2603の日付と共にローマ字で旧姓の母のサインがある〉（2603は皇紀で、西暦1943年）。

現在八十六歳の母の十八歳の時のサインと、『回想』の中の「鷗外の妻」という題で、杏奴が彼女の母親について書いた文章の深さに心を動かされた私がそこにいました。そして二〇〇六年までの二年の間に様々なことがあり、時に応じていろいろ考えたものだと今さらながら感心してしまいました。

病気を克服して社会にはばたいていった子ども達、勇ましく闘った末に天国へ旅だった子ども達、いろんな子の顔が浮かびます。

一九八〇年にアメリカから帰国して以来、わが家には、いつも犬がいました。その二代目、ナディアが死んだのも、あの時期でした。以後、犬は飼っていません。ふるさと山形の河北《かほく》町にあった築百年の細谷醫院の建物が記録的な大雪に悲鳴をあげてつぶれそうになったのも、日野原理事長が文化勲章をいただいたのも、私の長男がお嫁さんをもらったのもあの時期でした。「過去のひとかたまりの時間」を実感しました。月日と言っても良いかもしれません。その中に私がいました。

芭蕉の『おくのほそ道』の冒頭に、有名な〈月日は百代《はくたい》の過客《くわかく》にして、行《ゆ》きかふ年もまた旅人なり〉との一文があります。詩人は「過去のひとかたまりの時間」を「百代の過客」、すなわち歩みを止めずに過ぎて行く旅人ととらえたのです。

今回、自分の日記スタイルのエッセイを読み返して見て、芭蕉が行き交う年も旅人であると年月を擬人化し、人格を与えていることに共感を覚えながら感動しました。

古くから日本人は自然の中に神を感じて暮らしてきました。山にも海にも、雨にも雷にも、もちろん月や太陽にも神を想像しました。生きものすべてに「いのち」があることを尊び、草や木にも「いのち」があると考え、鳥獣草木にも「たましい」を感じたのです。旅に出た芭蕉自身も自然の中のひとつの小さな存在だったので、自分の思いを詠うことが自然を詠うことであり、自然を詠うことが自分を詠うことでした。この主観と客観の一致のような状態が当時の日本人には普通に存在していたものと思われます。

ついでにもう少し『おくのほそ道』について書きます。芭蕉が旅に出たのは「弥生も末の七日」で、三百年余り昔の一六八九（元禄二）年、陽暦五月十六日のことです。

旅立ちの文章は、またまた名文です。

〈弥生《やよひ》も末《すゑ》の七日《なぬか》、明《あけ》ぼのゝ空朧々《そらろうろう》として、月《つき》は在明《ありあけ》にて光《ひかり》おさまれる物《もの》から、不二《ふじ》の峰幽《みねかすか》にみえて、上野・谷中《やなか》の花の梢《こずゑ》、又いつかはと心ぼそし。むつましきかぎりは宵《よひ》よりつどひて、舟に乗《のり》て送る。千じゆと云《いふ》所にて船をあがれば、前途三千里のおもひ胸にふさがりて、幻《まぼろし》のちまたに離別の泪《なみだ》をそゝぐ。

行春《ゆくはる》や鳥啼魚《とりなきうを》の目は泪《なみだ》――後略――〉

この個所からも、自然の中で人間がその一部として暮らしていた様子が生き生きと伝わってきます。芭蕉の俳句「行春や」からも、鳥にも魚にも「こころ」を通わせていることが感じとれます。現代に生きる私達の中にも、そんな思いは流れているのです。陽暦五月から同年の十月までの旅日記が『おくのほそ道』です。この旅で芭蕉は、今回の大震災で被災した岩沼、名取、仙台、塩竈、松島、石巻を訪ねています。

元禄二年の東北地方を芭蕉が旅して『おくのほそ道』として残したからこそ、私達は三百年前の五月から十月までを「ひとかたまりの時間」として、比較的身近に感じることができるのです。つまり、その時間の自然があり、そこに言葉を持った人間がいて、何かを考えて記録してこそ、「時」は「旅人」としての息を吹き込まれるように思います。

それは、日記・紀行文だけではありません。

先日、シナリオライターで作家の山田太一さんとある企画で対談する機会があり、前日に山田さんの最新小説『空也上人がいた』(朝日新聞出版)を読みました。二十代のヘルパーと四十代の女性ケアマネージャー、それに一人暮らしで在宅介護を受けている八十一歳の男性の複雑な人間関係が描かれています。今、この時代のそれぞれの世代の思いが、切り取られた時間の中で交錯します。

山田さんは、この著作の帯に〈二十代の青年が語る七十代にならなければ書けなかった物語〉と記しておられます。この帯文に私はしびれました。

山田さんは七十代になられてから、ご自身が過ごした二十代の月日と、七十代の分別で対峙しておられます。フィクションの中に山田さんが「旅人」に変化させた「時」が実感できます。

今までに自分が行き違ってきた年月のうちのある期間に「旅人」としての人格を与え、現在の自分を語らせるという行為は、なかなかに魅力的です。

三月十一日の大震災以来、私の中にも何とも言えない虚無感が居すわり、これからのことを考えるのも億劫になっていました。そんな時にゲラを読む作業の中で思いついた、この「ひとかたまりの時間」という概念、それで本棚から引っぱり出してみた芭蕉の『おくのほそ道』、たまたまの機会から読んだ『空也上人がいた』は、私にこれから、また年齢を重ねて行くことへの希望を与えてくれたような気がします。

私は仙台の東北大学医学部で六年間学びました。同級生が気仙沼や石巻の病院で現在も必死に頑張っています。彼らにも少しの休息の時があり、二十代の時に過ごした「ひとかたまりの時間」をふり返り、その「旅人」と語らえる余裕があらんことを心から祈りたいと思います。

（2011年7月）

ひとごとには思えない

　文化庁優秀映画賞、さらに日本カトリック映画賞グランプリを獲得した『風のかたち――小児がんと仲間たちの10年――』と、その姉妹編の新作『大丈夫。――小児科医・細谷亮太のコトバ――』は、小児がんの子ども達が自然の中でキャンプを楽しみ、自分自身のことを語る様子を記録した映画です。

　一般的に、こういった種類のドキュメンタリー映画は製作委員会のようなものが監督と協力して作り、自分達で自主上映するのだということをこの二つの映画に関わって初めて知りました。

『風のかたち』は全国、それこそ津々浦々で上映してもらいました。小児がんの子ども達の八割ぐらいが治るようになっていること、だからこそ彼らにきちんと病気を知ってもらったうえで全力で闘ってもらうことが必要で、私達人間には、それをなしとげるだけの強さとしなやかさがあることを、監督の伊勢真一さんと二人で週末を利用して話してまわりました。

『大丈夫。』も好調なすべり出しで、二人の全国行脚も続いています。今回の作品は、いっぱい努力したけれど残念なことに天国へ旅立たなければならなかった子ども達が主役です。彼らが将来の夢を明るく、見る者に語ってくれます。

私の友人の一人は、

「もういなくなってしまった子ども達に目が向けられているけれど、観たあとは、とてもさわやかな感じが残った」

と話してくれました。「大丈夫。」というのは私のコトバなのですが、映画に出てくる沢山の子ども達の心が語りかけてくれている、一つのお祈りなのかもしれません。

先日、『大丈夫。』は大阪大学医学部主催の市民公開講座に招《よ》んでもらいました。上映後、私達、つまり伊勢、細谷のコンビに大阪大学総長の鷲田清一《わしだきよかず》さんが加わりトークをしました。鷲田さんは伊勢さんの昔からの友達で同じウシ年の生まれですから、私より一つお若い。ご専門は臨床哲学です。多くの方にとって耳なれない学問分野だと思います。今までの哲学が純粋な学問としての立場を守り、抽象的な「一般的原理」の探求を続けてきたのに対し、臨床哲学は私達の暮らしの中で生じる様々な問題、すなわち個別の事例から出発することで既成の原理を揺さぶって、新しい概念とか思考のスタイルを作り上げようとするものです。その柱に「治療」というものを据えて、「医者」の立場ではなく「患者」側で考えてみようとする哲学的活動が特徴らしいということが最近、私にもようやく判りかけてきました。なにはともあれ、面白そうな分野です。加えて鷲田さん自体、きわめて魅力的な人なので、とても有意義な楽しい時間になりました。

映画の一場面です。シナリオから

○宿舎内の別の部屋。

ベッドに腰掛け、荷物の整理をする中川太朗くん。

太朗くん「大きくなったら、やっぱり将来の夢は、医者になることです。助けてもらったかわりに、助けてあげたいっていうことで……医者になりたいです」

大きな目で、しっかりと語る太朗くん。

風に揺れる緑の穂先。静かな風の音。

暗転した画面に字幕

〈中川太朗くん　急性リンパ性白血病　15才で逝去〉

晴れ渡る空。陽の光をうけてキラキラとかがやく草原。

トークの始まりで私は、この「逝去」という言葉について、短いけれども、その子なりの一生という思いが籠められていて、小児がん治療に携わっている者としては、編集した伊勢さんに良い言葉を選んでもらったと感謝していると述べました。

鷲田先生は、私が患者さんが亡くなることについて話す時に「死なれる」という言葉を使っていることに注目しました。日本語の「死ぬ」は自動詞です。それを受動態にして「死なれる」といった言い方をするのは、小児科的特徴であり、これは医者と患者さんの間の距離が近いからだと話されました。

内科の医者は「死なれた」よりも「お亡くなりになった」の方を使います。息子の立場で考えると、三年前に他界した父に関しては「父が死んだ」ですが、母にもしものことがあったら私は、「母に死なれた」と言うかもしれないと、その微妙な距離の違いを納得しました。

そして、小児科医の仕事上の動機として「共感」がきわめて大切な位置を占めていることに改めて気づかされました。「ひとごとには思えない」という立ち位置が日常のスタンスになっています。病気の子を丸ごと受け持っていた頃には、その感じが今よりももっと強かったのです。後進を育てなければならない年齢になってからは、少し引くように心がけるようになりました。それを淋しく思うことがあります。

「俺がやらなきゃ誰がやる」とイキがっていた頃に、それこそ「死なれたら大変」とばかりに関わったSちゃんという女の子がいました。一九八九年のことですから、もう二十年以上も前になります。

Sちゃんは小学校に入って間もなく、左の肩から肘にひどい痛みがあり、近くの整形外科の先生に診てもらいました。ちょっと難しい病気かもしれないからと言われて、ある医大を紹介されます。X線の写真だけでも、骨の悪性腫瘍と一発で診断されるほど骨は融けて壊れていました。普通は、どの種類の骨腫瘍か組織を採って調べるのですが、精査されずに化学療法と放射線治療が始められました。取りあえずの診断はユーイング肉腫でした。化学療法に副反応はつきものですが、Sちゃんの吐き気はひどいもので、ご両親もたまらない気持ちになりました。

腕の腫れは良くなったものの、X線の所見は全く良くなりません。若い主治医も少しずつ不安になって、組織を採って病理学的検査をやることにしました。治療の途中の標本を見せられて病理の医者も困ってしまったのでしょう。「ユーイング肉腫が最も疑わしいが、骨肉腫も否定できない」とのコメントを出します。骨肉腫ならば絶対に手術、肩関節から下の左腕を切らないと治らないという時代でした。

医療側の対応に心証を害していたご両親は、患肢切断の話を持ち出されて医療拒否を決めます。お父さんは大学で少林寺拳法部だったこともあり、漢方の名人に頼むことになりました。

この時点で、Sちゃんのお父さんと大学の部活動を一緒にやっていた、私の知り合いの新生児科の医者が話を持ち込んできました。漢方で治るかと聞いてきたのです。答えはノーでした。聞けば聞くほどSちゃんもご両親もお気の毒でした。どうにかしなければと思ったのです。

医療拒否を決めてしまったご両親は頑なでした。何回も何回も喫茶店で会って、漢方を否定するつもりはないが、これほど腫瘍が大きくなったら効果は期待できないこと、なんとか借り出した標本を何人かの病理学者に見てもらったら、ユーイング肉腫でよいと言われたことなどを説明しました。手術をしなくても良いという結論も、ご両親の心を開くきっかけになりました。私のところに転院してもらって治療を再開することができた時には本当に安心しました。

結局、左腕は変形して短くなったものの治すことができて、彼女は今、二十八歳。入院していた頃からの憧れの聖路加のチャペルで、先日、めでたく結婚式を挙げてくれました。ご両親と一緒に涙を拭きながら花嫁姿に見とれました。

「共感」の極致です。小児科医で良かったとつくづく思いました。

（2011年9月）

お月様に思う

昨年から手帖をマンゴーオレンジの表紙のものに替えました。忘れ物名人の私が、大事な手帖をどこに置いたか忘れても、「ここよ、ここよ、私はここよ」と主張してくれるからです。Ｂ６判の大きさで、たっぷり余白があるので、気がむけば日記風のメモも書くことができます。

時々、去年のこの日は何をしていただろうと思うことがあるので、昨年の手帖はしまいこまないで机の上に置いてあります。ためしに二〇一〇年の十二月を開けてみました。十二月十六日に短いメモがありました。

「大阪で日本小児がん学会、日本小児血液学会の合同学会が明日から始まる。本日は評議員会あり。夕方に終えた後、真部先生を誘って奈良に移動。奈良ホテルにチェックインして夜十時過ぎに『おん祭・遷幸の儀』に参加のため春日大社内の指定場所に集合」

そうだ、あれからもう一年が経とうとしているんだなと、今日はことさらに感慨を深くしました。大地震と津波、それに原発事故のことなど誰も思いだにしていなかった平和な昨年の暮れの日々が確かにあったのです。

「おん祭」に招《よ》んでくださったのは春日大社の宮司さんの花山院弘匡《かさんのいんひろただ》さん。なんとあの藤原道長がご先祖です。十七日午前零時からの本番の前に「おん祭」のオリエンテーションがありました。聞けば、昔は旧暦十一月二十七日に行われていたらしい。春日大社の本殿は四つあり、三番目、四番目の神様の間に、千年ほども昔、赤ちゃんがお生まれになられました。その若宮様をお旅所へご案内し、種々のごちそうを召しあがっていただき、いろいろな芸事をお見せして楽しんでいただくという趣旨のお祭りです。

若宮社ができて以来八百数十年、ただの一度も欠かさずに行われているとか。すごい。でも、なにしろ寒かったのです。歯の根が合わないというのはこういうことなのだろうと素直に思いました。午前零時に若宮社の前に神官一同が集合して、全山の明かりが全て消され、若宮様は輿の真ん中に山と活けられた榊に移動なされ、周囲を警護されつつ件のお旅所まで進まれます。この行列に私達も加わりました。オリエンテーションで習った警蹕《みさき》と呼ばれる「ヲー」という大きな低音の掛け声を発しながら行進します。

沿道にはたくさんの見物客がいます。本来なら旧暦の十一月二十七日に行われるはずなので、お月様も眉のような月で、明かりを消せば真っ暗闇になるはずなのに、残念ながらその日は十日月、それもやけに明るく周囲の人の顔までがよく見えました。旧暦では十五日は大体十五夜の満月、一日は新月と決まっていますから、お月様が重要な役割を与えられている行事は、やはり旧暦の方がフィットするような気がします。

私達のご先祖は日々をお月様と一緒に暮らしていたんだなということを今年は昨年にも増して強く意識した年でした。三月十一日、あの日は旧暦で言えば二月七日。東北は雪が降っていた所が多く、お月様は見えなかったかもしれませんが、病院で帰宅できない外来の患者さん達に毛布を配り終えて外にでたら、東京の空には三日月の少し太った七日のお月様が、照っていました。私は同じ形のお月様を見るたびにもう二カ月も経ったんだとか、五カ月経ったんだとかしみじみ思いました。

過去帖というものをご存じでしょうか。旧い家の仏壇の見台に乗っている折本形式のあれです。私の田舎の家にも金襴の表紙の過去帖があります。見開きの頭の所に朔日（一日）から晦日（三十日）までの日付が入っていて、日めくりをします。八日のところには父の戒名が、ご先祖様の中《うち》で八日に亡くなった仏様達の戒名の次に書かれています。私の家は曹洞宗なので、

真如院醫山全活居士

が父の戒名、その下に平成二十年三月八日と記され、裏の頁に「分家後細谷家九代目当

主俗名憲一」と覚え書きがつけられています。江戸時代の仏様で父と並んでいる「八日の仏様」達は、きっと旧暦の八日に亡くなったのでしょう。

でも父が死んだのは新暦の三月八日です。八日が九日になる五分前でした。私はすぐに壁かけの日めくり暦を確かめました。その日は旧暦如月朔日（二月一日）、新月の夜でした。今でもお月様がどんどん痩せて、新月に近づくとそろそろ父の月命日だなと思います。旧暦で過去帖に載せられた古い仏様達は、お月様の満ち欠けと連動して命日を迎えたのです。残された者はお月様を眺めて今日は何日かを知り、大切な人をしのんだのでしょう。そんな時代を少しうらやましく思いました。

そう、現在でも、まだ旧暦で行われる行事がただひとつありました。お月見です。旧暦の八月十五日に行われます。旧暦では七月、八月、九月を秋としていますので、このなかの八月を「仲秋」と呼びます。そして、その秋の真ん中、八月十五日が「中秋」なので、八月十五日の月という意味で使うなら「中秋」が正しいということを聞いたことがありますが、八月の名月という意味では「仲秋」でも良いことになります。今年の東京の中秋の月は、名月と呼ぶのにふさわしいお月様でした。本来なら里芋をお供えするらしいのですが、山形から送ってくれた枝豆を茹でて供えて、屋上にあぐらをかいて、一人でおいしいお酒を飲みました。

枝豆をつまみ食いしながらのお月見がつい先日のことと思っているうちに、なんともう忘年会のシーズンが来てしまいました。この行事こそはお月様と全く関係なく行われます。広辞苑によると「その年の苦労をわすれるために、年末に催す宴会」だそうです。昨年は中国から留学して来ていた女性の先生がいて、小児科の忘年会に招待することになりました。

「中国でも、その年の苦労を忘れる宴会をやるの?」と聞いたところ、忘年講という宴会はあるが、それは実際の年齢を忘れての無礼講のことで、その年のことはなるべく忘れないのが良いという答えが返ってきました。忘年会は日本独特の行事らしいのです。

「としわすれ」という言葉は、わが国では室町時代のころから使われたようです。そのころから民衆の行事として年末に酒を飲んで盛りあがる催しが行われていたとか。しかし、これが現在のような形にできあがったのは明治時代に入ってからなので、忘年会は完璧に新暦の行事と言えるのでしょう。

今年も例年と同じく「としわすれ」をしていいのだろうかという思いは皆の心の中にあるはずです。忘れてはいけない年というのが日本人の歴史の中にもあるはずです。今年はそんな年のひとつなのだろうと思いながら、忘年会ならぬ仕事納めの飲み会をしようと思っています。

年の瀬が近づくと、誰でもが周囲を片付け、きれいにして、さっぱりとした気持ちで新しい年を迎えようとします。

手もとの俳句歳時記では「大掃除」は春の季語にしてあります。かつて市役所などが清掃日を決めて一斉に行ったので、その名残りでしょう。これとは別に年末の大掃除を「煤《すす》払《はらい》」とか「煤掃《すすはき》」と呼びます。私が子どもだったころはまだ使われていた懐かしい言葉です。囲炉裏があって、かまどがあって、一年経つうちに、払わなければならない煤が沢山たまったのです。煤払は、家の者を総動員してまっ黒になりながら行われました。大仕事です。老人や子どもは邪魔になるので、どこかに出かけさせられたりもしました。これを「煤逃《すすにげ》」と言います。どこかユーモラスな年の瀬の季語です。

そのうち引退したら旧暦で暮らして、そのレポートでも書いてみようかな、煤逃でもしてみようと暢気なことを考えたりしました。

来年こそ平穏な年でありますように。

（2011年11月）

犬との暮らし その1

あれから一年が経過しました。東北で生まれ育った私は、二〇一二年三月十一日を何とも言いようのない気持ちで過ごしました。

前日は、松山で「がんの子どもを守る会」の講演会があり、その後、お子さんを亡くされたご両親との交流会、世話人の方々との懇親会のために一泊し、翌日、午前中の飛行機で東京にもどって来ました。日曜日でした。家に帰ってもカトリックの信者であるカミさんは教会へ行っていて留守のはずです。テレビの前で追悼式の中継を見ながら、静かに黙祷しようかとも思いましたが、一人だけでは淋しすぎます。

誰かが居るはずだと病院のチャペルへ向かいました。私はクリスチャンではなく仏教徒なので、築地の本願寺さんでも良かったのですが、こんな時はチャペルだろうという気が、なんとなくしたのです。

二時半過ぎでした。うまい具合というのも変ですが、追悼と再生を願うカトリック築地教会との合同祈祷集会が始まったところでした。そっと一番後ろの席にすべり込みます。説教の途中、午後二時四十六分に鐘が鳴らされ、祈りの時間がありました。

ふっと、友人の伊勢真一監督のドキュメンタリー映画『傍《かたわら》』に映っていた黒い雑種の犬を思いました。『傍』は宮城県亘理町《わたりちょう》に住んでいる私達の友達、シンガー・ソングライターのサトロの安否を確かめに行ったカメラが、無事に生きていた彼と出会い、その後の一年間の彼と家族の生活を淡々と撮った作品です。昨年三月の寒さの中、サトロの家の庭につながれていた、その黒い犬は耳も尾も垂れて、存在そのものを申し訳なく思っているような風情でした。それが時が経ち、夏が来て秋の気配を感じさせる景色の中で、見事に立ち直っていきます。

「ずっと、あの家族の側で元気でいて、なぐさめ続けてくれよ」

と切実に思いました。

小学生の頃、近くのお米屋さんから柴犬の雑種をもらって来ました。近頃は差別を嫌ってミックスと呼ぶらしいのですが、雑種と呼んであげないと気を悪くするような顔の犬でした。

そもそも犬は、一番新しい説によれば、一万五千年ほど前に中東のハイイロオオカミから進化したと言われています。人がチンパンジーと分かれて五百万年も経過していることを思えば新参者と言えます。まず人間が集落の周囲に生ごみの捨場を作りました。そこをエサ場として集まったオオカミの群れの中で、特性である警戒心の比較的弱い個体を人間が飼いならし交配を続けながら、用途に合った犬種を作りあげていったのです。

面白い話を聞いたことがあります。代表的な日本犬の一種、柴犬も元来は鼻先のとがったキツネ顔で、今、よくテレビのコマーシャルに出ているタヌキ顔のものより、顔つきも性格もオオカミに近いのだというのです。現在でも、猟犬として猟師さんの信頼を得ているのは、キツネ顔の柴犬なのだそうです。

お米屋さんからもらった茶色い犬は、まったくのタヌキ顔をしていました。「ポーキー」というハイカラな名前をもらいましたが、きちんと名前を呼ぶのは私くらいで、他の家族からは「ポー」と間の抜けた感じで呼ばれていました。物置小屋の隅の古くなった柳行李が彼の居場所です。使い古しの毛布が敷いてありました。一緒に暮らしたのは高校に入って山形市内に下宿を始めるまでの七、八年なのですが、思春期真っ只中の私の様々な不満や悩みを、タヌキ顔のポーキーは実に良く聞いてくれました。私の家出の場所はポーキーのいる物置だったのです。

ポーキーが死んだあとは、引っ越しが続き、しばらく犬との縁もなくなったのですが、アメリカから帰ってしばらくして、末の子が一歳を過ぎた頃に、一軒家の借家に住み始めたのをきっかけに、ビーグル犬（純血種）を飼うことにしました。女の子なのでルーシーという名前をプレゼントしました。なかなかの美犬でしたのでオムコさん候補にはことかかず、年二回のチャンスには必ず、オスのビーグルのいるお宅から声がかかり、お見合いに出かけて行きました。一、二泊して帰って来ることもありました。ところが、なかなかうまくことは運びません。

けしかけ役の獣医さんの話してくれたことによると、少し肥り気味で運動不足のためか、ルーシーは足腰に力が足りないのだそうです。ちょっぴり大形のボーイフレンドが、後ろから乗りかかると、しゃがんでしまうのだとか。まあ、それはそれでいいのではないかと暮らしているうちに、ルーシーはすっかり落ち着いた雰囲気のおばさん犬になってしまいました。

ところが、ある晩、小屋を抜け出て遊びに来た近所のキツネ顔の柴犬が、軽量を武器に、うまくやってしまったのです。外のただならぬ気配に様子を見に行って、現場を目撃してしまった私としては、時期から考えても心配をしていましたが、予想は的中。ルーシーは五匹の子犬を産みました。

もらってくれる所を探している間、ルーシーは五匹の子犬に一生懸命おっぱいをあげて、養いました。バカなチビ犬だったのにと、昔のことなどを思い出しながら、感慨にふけったりしたものです。

チビ犬の頃「ルーシー家出事件」というのがありました。家にもらわれて来た当初は、首輪だけで、つながれもせず、家の周りにあった鉤型の狭い庭で放し飼いにしていました。

そんなある日、隣との境にあるフェンスの下の地面をせっせと掘りかえし、出口を作って脱走してしまったのです。めずらしく早く帰った土曜日でした。外は暗くなりかけています。玄関から、小学生だった娘が緊張しきった顔で飛び出してきました。

「お父さん、大変なの。ルーシーが、いなくなっちゃった。塀の下に穴なんか掘っちゃって。逃げちゃった」

「えー、そりゃ大変だ」

一見、賢そうに見えるものの、まるっきりのおバカ犬。それにまだ一歳にもなっていない子犬です。いくら教えても、信号なんか関係なしで駆け出してしまうのです。外はもっと暗くなってきました。早く見つけてやらないと、かわいそうなことになるのは目に見えています。先に探しに出ていたカミさんに続いて私も、日頃のお散歩コースをたどって捜索に出かけました。一時間ほど探したものの見つかりません。

「バカだからなあ」

違う方角を見に行った息子達も、肩をおとして帰って来ました。

「あとは、ルーシーの小さな脳ミソに期待するしかないね。月曜になったら保健所にも問い合わせてみよう。保護して、すぐガス室送りなんてこともないだろう」

　私の一言に、一同シーンとしてしまいました。翌日になり、藁にもすがる思いで、近くの警察署に行ってみると、なんと遺失物係のカウンターにつながれて、うちのおバカ犬が、カップラーメンなんかをごちそうになっているではありませんか。こののんきな感じが、ルーシーの持ち味でした。

　ルーシーが産んだ五匹の子犬のうち四匹はいろいろなお宅にもらわれていきました。一匹だけ、ルーシーと一番似た女の子が、母親と一緒に暮らすことになりました。その子はナディアという素敵な名前をもらって、お母さん犬のルーシーの最期をみとることになります。

　なにしろ犬好きなもので、犬の話をすると長くなってしまいます。この次はルーシーとナディア、それにもう一匹の犬、ベルのお話をします。お楽しみに。

（2012年5月）

犬との暮らし　その2

長女は動物好きで、子どもの頃から将来の仕事は獣医師と決めていたようです。彼女が、いろいろと迷った末に入学した大学の獣医学部は、教養課程こそ東京近郊にあったものの、本格的な講義、実習は青森県十和田市で行われました。それゆえ二年生から六年生までの五年間は、むこうで一人暮らしをしなければなりませんでした。さすがに淋しかったのかもしれません。すぐに犬と猫を飼い始めました。

両方とも、もちろんミックスで、大学の動物小屋からひきとったチビ達でした。それでも猫はユノ、犬はベルという素敵な名前が付けられていました。

短い夏休みごとに、このご一行がわが家にやって来ます。ユノは早速、三階の誰も来ない静かな場所に自分の城を構えてしまいましたので何と言うことはありませんでしたが、問題はベルです。彼女はわが家の先輩犬のナディアと同じビーグルもどきのミックスでした。ゆったりしたおばさん犬になっていたナディアにとって、まだ若くて好奇心旺盛でチヨロチョロ動きまわるベルは気にさわる存在だったようで、時々、こちらが驚くほどに吠えて威嚇していました。けれども、元気いっぱいのベルは、どこ吹く風で都会の生活を楽しんでは、秋になると青森へ帰って行きました。

ベルが恒常的にわが家に住むようになったのは二〇〇六年の春。長女が大学を卒業して神奈川の動物病院で研修を始めるために帰って来てからです。ナディアはもう、おばあさん犬になっていました。

その頃の私の日記があります。

四月十五日（土）

ずいぶん久しぶりに明るいうちに家に帰った。このところ、かまってやらなかった愛犬ナディア（十五歳雑種）と娘が連れてきたベル（四歳雑種）と駒沢公園へ散歩に出かける。老犬ナディアも元気いっぱいでよく走った。それなのに帰って来て家の上がりかまちで、ちょっとよろける。こいつも、もうじき死ぬのかな、とふっと思ったが、その後の餌の食べっぷりを見て、そんな心配もどこかに吹っとんだ。

四月十六日（日）

山形で診療の日。午後になってカミさんから緊張した声の電話がかかってきた。ナディアがおかしいと言う。朝の散歩も食事も普通だったのに、彼女が教会のイースターの礼拝から帰ってみたら、お手洗いの前の廊下で横たわり虫の息だと。電話であれこれ様子をきいているうちに痙攣がきて息が止まって死んだ。

獣医師の長女は勤務中で、カミさんに救急蘇生を電話で指示したらしいが、やってみても無駄だった。

ナディアの母犬、ルーシーは純血のビーグル犬だったが外で飼われた。ナディアは雑種なのに、家の中においてくれというような顔をした犬だった。

たまたま日曜日だったので、長男夫婦と次男夫婦、長女、三男、それと私達夫婦の八人が集合して、お通夜のような形になった。

「お正月だって、こんなに皆が集まらないね。ナディアは幸福な犬だ」

次男がぼそっと言った。彼はナディアを庭に埋めてあげようと考えてスコップを持参していたのだが、長女が、雨が降っている夜の庭は冷たすぎる、ちゃんと火葬してあげようと言いはり、出張してくれるペットの火葬屋さんをインターネットで探して連絡をとった。

家にいる四人がそろうことのできる明日の夜に火葬屋さんが来てくれることになった。冷たくなったナディアは、居間の彼女のいつもの居場所で一晩を過ごした。

あー、そうだったなと思い出しました。結局、ペットのための火葬屋さんが専用の火葬車で出張して来てくれて、近くの公園の駐車場でお骨にしてくれました。病院から私が帰る夜九時過ぎには終了し、車にしつらえられた台の上でお骨を拾って、骨壺に入れてさよならをしました。次男の言った通り幸せな犬だったと思います。死因は多分、年寄りの冷や水です。元気いっぱいのベルに負けまいと、のんびり暮らしていた老犬が、毎日かけっこをしたのですから。

私の田舎で最初に飼われていたポーキーは、死んだあと、家に出入りの植木屋のおじさんが筵《むしろ》でぐるぐる巻きにして荒縄でしばって、最上川にかかっている橋の上からドボーンと水葬にしました。今から半世紀も前のことです。

二番目のルーシーは、今住んでいる家の庭に深い穴を掘って土葬されました。その後、家を建て替える機会があり、掘り起こした際にお骨を拾って洗ってあげて、骨壺がわりの瀬戸物の容器に入れました。

現在、棚の上にルーシーとナディアの写真が飾ってあって、二匹の骨壺もなかよく二つ並んでいます。時々楽しかった彼女等との暮らしを思い出します。

出張してナディアを火葬してくれたおじさんが、帰りぎわに

「私達はＮＰＯを作って、可愛がっていたペットをなくして悲しみのどん底にいる人達の

カウンセリング活動をしています。これはボランティア活動なので無料です。もしそんな方がおられたらご連絡下さい」

と言って名刺をくれました。

驚いたことに火葬のおじさんの肩書きは獣医師でした。獣医師さんていろいろな働き方をするものだなと感心してしまいました。

そう言えば私達、小児科医も同じような仕事をしています。最愛の子に亡くなられた両親のケア、きょうだいを失った子ども達の心の傷のケア、まとめてグリーフ・ケア（悲嘆のケア）と呼ばれています。

ペット・ロス症候群の治療と、愛する人を失った方を対象にして行うグリーフ・ケアの最大の違いは、死んでいった側へどれほどの共感が持てるかなのかもしれません。幼くして亡くなった子ども達は、もっと生きたかっただろうと私達に思わせてくれる存在です。

でもペットに対して私達は同じような感覚を持つだろうかと考えてみると、やっぱり少し違います。違ってこそノーマルです。人間は人間と支え合いながら対等の立場で生きています。ペットは人間あってこそという関係なのです。特に犬はそんな気がします。だから、彼らがご主人に先立たれた時に、どれほど心細い思いをするのだろうかと思うと、共感とまではいかなくとも、十分に同情することはできます。また犬を飼いたいなと思うこともあるのですが、もう二十年先の自分のことを考えると、やはりやめようということになります。

私の病棟が、動物介在療法などでお世話になっている獣医師さんのご先祖は、長崎の大村藩の重臣、小佐々市右衛門《こざさいちえもん》という人で、おつかえした藩主が若くして亡くなった時に追い腹を切って殉じたのだそうです。その市右衛門さんの火葬の際に、彼の愛犬華丸《はなまる》が火の中に飛び込んで殉死したのだとか。藩主の墓所内に殉死した小佐々さんのお墓があり、その脇に愛犬のお墓もあると聞きました。是非、そのうちに行って見たいものだと思っています。忠犬ハチ公の墓が青山墓地にあることはよく知られています。その元祖のような犬のお墓が長崎にあり、その飼い主の子孫が何代かにわたって獣医師となり動物、特にワンちゃん達のいのちに関わっているというのは面白い話です。

家の棚のお骨も、私が退職して時間ができたら、庭の隅に小さなお墓を作って、そこに入れてあげようと思っています。

（2012年7月）

共感を大切にして

私の定年の日、すなわち六十五歳の誕生日までの日めくりのカレンダーが壁に掛けてあります。残された日が二百日を切り百五十日に近づいて来ているのを見ながら、様々な本や書類が雑然と積み重ねられ、散らかりきったこの部長室をなんとか片付けなければならないというプレッシャーをひしひしと感じています。

医学書は別にして、贈呈された句集だけでも段ボールに詰めると十個以上の荷物になるはずです。その中で、絶対に身辺に置いておきたいものだけを本棚に残し、他は段ボール箱にしまう作業から少しずつ始めています。しかし、片付けても、すぐそのあとからまた、新刊の本が送られてきます。当然、本棚の中に入れる基準は日毎に厳しくなって行きます。

そんな中で、これだけはと思う句集が、最近届いたものの中にありました。平成二十四(二〇一二)年五月十七日に角川書店から発行された小原啄葉《おばらたくよう》さんの句集『黒い浪』。

小原さんは大正十年五月生まれだから、今年、九十一歳になられます。盛岡に住んでおられる俳句会の長老とも言うべき存在の方です。その啄葉さんが、東日本大震災に遭遇し、「あの恐怖、あの惨状を少しでも伝えおくため」と今回の第九句集刊行の経緯を、「あとがき」に書いておられます。この句集は、震災の前の年の正月からの作品がおさめられているため、平成二十三年の三月十一日が、どれほどの衝撃をもって、この長生きをされている俳人の魂を揺さぶったかが、読む者にそのまま伝わってきます。

亡き妻へもたれて眠る日向ぼこ（二十二年）
小正月里山低くわれに添ふ（二十三年）
母上といふ言葉佳き初芝居

こんな平和な心境が三月十一日の、

地鳴り海鳴り春の黒浪猛り来る

を境に一変します。

人を呑み人吐き出して春怒濤
春泥のわらべのかたち掻き抱く
死体踏み行くほかはなし春の泥
春渚ただよふものにランドセル
行方不明者一人残らず卒業す
死ぬるよりも生くるかなしみさくらかな
時の日の時計をはづす遺体かな
いくさにもつなみにも生き夕端居《ゆうはしい》

夕端居とは、家の縁側などで涼をとる夕涼みのことです。あの日以後のどの句にも、生きてしまって生きなければならない悲しみが詠われています。それこそが、私が深く共感を持つ所なのです。

最近、共感と同情の違いについて時々、考えます。

私の父は、四年前の三月八日に亡くなりました。享年九十八でしたから充分な寿命をいただいたと思います。父は東日本大震災を知らずに逝きました。生きていたら、どれほど心を痛めなければならなかったかと思うと、あの時点でお迎えが来たのは幸いでした。満九十六歳を迎えようとしていた父には、啄葉さんが天から命ぜられたような大仕事は、もうありませんでした。それこそが、私も含めた何人かの医者が必死で頑張っても、まるでそれを振り切るような様子で他界した大きな理由のような気がします。

啄葉さんも九十歳を越えようとする中で、静かに今までのご自分の来し方、すでに亡くなられた奥様との時間を思い返し、季節の移ろいの中で平和な句をゆっくり作りながら寿命を受け入れる態勢に入ろうとしておられた。そこで、あの大地震と大津波です。この俳人に天は、もう一回、働けと命令したのです。父と比べて、私はその点において啄葉さんに同情を禁じ得ません。大変だろうなと思うのが同情です。

深い悲しみを詠んだ、前に掲げたどの句にも、私は心からの共感を持ちます。そして啄葉さんの三月十一日以降の句は、そのような悲しみの中で生き続けなければならないのが人間なのだ、と静かに強く主張しています。まったくその通りだと私は共感するのです。

私の家は古い禅寺の檀家です。子どもの頃から代々のご先祖様のご位牌の並ぶ仏壇に「ナムナム」をさせられ、そのうちに自分は仏教徒だと思うようになりました。その私が、明治時代にキリスト教の宣教師で内科医だったトイスラーが建てた、聖路加国際病院で四十年も働いてきてしまいました。

まったく小児がんが治らなかった頃に、この領域を専門にすることを自然に決めました。

子ども達を見送らなければならないご家族が、とてもお気の毒だったし、もっと生きたいと思いながら死ななければならなかった子ども達が可哀想だったからです。私を仕事にかりたてたのは、どうしようもない同情でした。今から考えるとご家族も子ども達も、そんな私の青っぽい同情をよく受け入れてくださったと、とてもありがたく思います。

一九八〇年代に入り、小児がんも少しずつ治る病気になっていきました。その頃から私の同情は少しずつ共感に変わっていきました。

様々な出来事がありました。そんなことのひとつ。

十年以上も、再発をくり返す白血病と闘ったあと、もう治す手だては無いということになり、自分の家で最期を迎えることを希望した十七歳の女の子がいました。祐子ちゃんという名前でした。最期の夜、息苦しさも、モルヒネがうまくカバーしてくれて、家族のみんなに見守られて、静かに時間が過ぎていきます。朝がくるまでは、もたないような状況でした。私も看護師さんもずっと付きっきりでした。

少し明るくなりかけた頃に、彼女のお姉ちゃんが、すっと席を立ってお勝手の方へ行きました。その後、私が徹夜のねぼけ顔を洗わせてもらうために、洗面所をかりようと廊下を通ると、流しで、背の高いお姉ちゃんが肩をふるわせながらお米を研いでいました。ジャッ、ジャッ、ジャッ、心に沁みる音でした。死にかかっている妹のすぐ脇で、生き残り生き続けなければならない者達のために彼女は食事を用意しているのです。生きていくことって、本当に悲しいことだと思った瞬間でした。

きれいに炊き上がったご飯は、のりを巻いたおむすびになりました。祐子ちゃんの死亡宣告のあと、思い出話をしながらいただきました。その後も同じような出来事が沢山ありました。

生きていくということとは、そのようなことなのだと、深く心の底で感じるようになるにつれて、私が病気、特に難病の子ども達に感じる思い、そのご家族に対して抱く感情は、同情ではなく共感なのだと、少し自信を持って言えるようになりました。

聖路加には、チャペルがあり、チャプレン（病院付きの牧師）がいます。四十年も一緒に仕事をしてくると、仏教徒を自認する私も、チャペルとチャプレンに今年一杯でさよならをしなければならないのは、とても淋しいことだなと思っています。チャペルに一人で静かにぼんやり座ったり、チャプレン室でとりとめのない話をしている時に、人生は悲しいものだけれど、かけがえのない素晴らしいものという気分になれるからです。

こういう気分は、今年のゴールデンウィークについに結願《けちがん》した（歩き終えた）、十年がかりの四国八十八カ所の歩き遍路の道の途中でも感じることのできた、幸福な感覚です。

本格的な臨床の仕事を、そろそろお終いにするにあたり、私が今後も深めていかなければばならない感覚は、ようやくわかりかけてきた「共感」だと思っています。
世の中の有様を見ながら私が思うに、日本人が、今、なんとか身につけなければならないのも、本当の意味の「共感」なのかもしれません。

（2012年9月）

今の自分の時期はて、

「まど・みちおさんと、いいことさがし」という原稿をたのまれました。あの

「ぞうさん」や「やぎさんゆうびん」の作者です。一九〇九年のお生まれで、一九三四年、『コドモノクニ』に投稿した「雨ふれば」と「ランタナの籬《かき》」が北原白秋の特選になります。これがデビュー作。

雨ふれば　　まど　みちを

雨ふれば
お勝手も
雨の匂してゐる。
　濡れた葱《ねぎ》など

青くおいてある。

雨ふれば
障子の中、
母さんやさしい。
縫物される針
すいすいと光る。

雨ふれば
通りのもの音、
ぬれてゐる。
時をり
ことり　などする。

暗い幼年時代を送ったまどさんなのに、雨の日が素敵な一日としてとらえられています。
選者の北原白秋にも「雨」という、弘田龍太郎の短調の曲がついた少し暗い童謡があります。

雨がふります。雨がふる。
遊びにゆきたし、傘はなし、
紅緒《べにお》の木履《かっこ》も緒が切れた。

一九一八年に発表されていますから、まどさんの「雨ふれば」は、それから十六年後の作品です。雨の日の「いいことさがし」の詩を、まどさんより二まわり(二十四歳)年長、五十歳直前の白秋は、どんな思いで読んだのでしょう。

白秋の感慨とはちょっと違うかもしれませんが、私も今年の夏の小児がんの子ども達のキャンプで若い小児科医と話して、深く感じたことがありました。

もともと一九九八年に始まった細谷、月本、石本の三人の小児科医が関わったスマートムンストンキャンプは、まだ一般的ではなかった「小児がんの病名告知」をされて頑張っている子ども達にキャンプを楽しんでもらい、大自然の中で大いに語り合ってもらおうという企画でした。沢山の方々の協力で、幸いなことに、まだ続いています。

この間に小児がんの治療成績も格段に向上し、「告知」は常識となりました。治らなかった友達を見送りながら、がんの子ども達は大人になりました。初期の目的を果たしたキャンプの企画実行は、私達三人の小児科医他のスタッフから徐々に、キャンプで育った小児がんの経験者達の手にバトンタッチされました。特に今年は、私自身「もうゲストだな」と完全に思うことができました。もちろん、ボランティアとして小児科医やナースが参加していることは言うまでもありません。

そのキャンプ最終日、清里のキープ自然学校の食堂で、私は朝食のおいしいジャージー牛乳を飲みながら、真向かいの席にすわったボランティアの小児科医に聞きました。

「先生は何歳」

彼は真っすぐにこちらを見て答えました。

「二十五歳です」

なんと私より四十歳も若いことに、まず驚いてしまいました。キャンプの感想を聞いたら、同世代の小児がん経験者と一緒に過ごし、ゆっくりと語り合い、沢山のことを考えることができて、とても有意義だったし楽しかったと言ってくれました。

小児がんが不治の病だった四十年前にキャリアをスタートさせた私にとっては、衝撃的とも言えるうれしい意見でした。確実に時代は変わっているのです。年月の長さを思いました。

小児がんは治る病気なのだと私が確信できたのは、小児科医六年目で渡米してからのことです。それまで自分の仕事は、がんの子ども達を一時的に良い状態にして、親にも楽しい思い出をプレゼントし、見送ることと思っていました。トレーニングを終え、三十二歳の春に帰国し、小児がんを治すことに夢中になって、治らない子ども達がいることを不条理そのものと思いました。治らない子とその親をどう支えるか、大変な状況をどう伝えるかが、大きな課題でした。

「家に居たい」という子を在宅で看取ることに力を入れているうちに五十代になり、小児がん治療はより尖鋭化し、ご両親が、「ここまでやって駄目だったら、あとは静かに暮らさせてやりたい」と思うポイントが判りにくくなってきました。「どんなに辛くとも頑張らせたい、もっと、もっと」という風潮が、家族の主流を占めるようになってきた頃に六十代が間近になり、私の後に確実に三十代、四十代の若手が育ってきてくれました。その頃、私自身は「もっと、もっと」とは思えなくなりました。

でも本当に、よく働いてきたと我ながら思います。入院している重い病気の子ども達が優先なのは当然のことであると考え、家のこと、自分の子ども達のことは、ほとんどカミさんまかせでした。さぞ彼女は大変だったろうと今頃になって申し訳なく思います。

お釈迦様の時代のインドでは、人生を四つの時期に区切ったといいます。

「学生期《がくしょう》」「家住期《かじゅう》」「林住期《りんじゅう》」「遊行期《ゆぎょう》」。読んで字の如くなのだと思いますが、もうじき六十五歳の私は、どこに属しているんだろうと考えてみました。

家庭を作り、子どもを育てる家住期は前述の如き有様を呈しながらも終了し、今や次の林住期を生きているのでしょう。古代インドにおいては、孫が生まれる年齢になったら、財産を捨て森林の中に住み、自然を友として暮らし、自分自身の人生を振り返ることをすべきとされていたらしい。結局、年齢に応じてやらなければならないことがあるというのです。

林住期で人生を哲学的に見つめなおした後には遊行期が待っています。あらゆる執着から解放されて、解脱を願いながら、ただ独り遊行する時期、そして死ぬ。なかなかうまく区分してあります。

八月のある土曜日に、聖路加の小児総合医療センターの一階の外来とウェルベビークリニック（乳幼児健診の場所）、それにお庭を開放して夏フェスティバル（夏フェス）がありました。入院したことのある子とその家族はもちろん、一度でも外来、健診に来たことのある子と、その家族は大歓迎の大パーティーです。午前十一時から午後の三時過ぎまで、アルコールもありの楽しい会でした。

今年の十二月に私が定年で引退するという広告が効いたらしく、三百人以上も集まってくれました。ずいぶんと久し振りの人も居て、とても懐かしく、時の経つのを忘れるほどでした。

そのにぎやかさの中で、私の林住期を考えました。今まで、ひたすらに働き、動きながら五感を働かせて、できるだけ沢山のことを感じとろうと努力してきました。これからは、それらを整理して深く考える時なのだと実感しました。

もうひとつ、ふっと思ったことがあります。

「この集まりは、私の第一回目の生前葬のようだ。本当のお葬式ではご挨拶ができないから、今のうちにきちんとお礼を言おう」

という訳で、沢山の人とお話をしました。

逆に、「本当にお世話になりました」とお礼を言われて、弔辞を読まれている気分になりました。遊行期の予感です。

（原題：今の自分の時期はなに？　２０１２年11月）

私を形づくる思い出

水曜日に外来をすませてから、仙台へ出かけ最終の新幹線で帰京し、木曜日は福井へ話をしに行って、金曜日の朝の飛行機で戻り仕事をして、土曜日と日曜日は札幌という過密なスケジュールの一週間がありました。

仙台は医学部時代の六年間を過ごした町なので、同級生もまだ沢山住んでいて、格別に懐かしさを感じます。今回は、たまたま領土問題がきっかけとなって、日本と中国の間がギクシャクしている最中だったことや、ノーベル文学賞が、かの国の莫言氏に決まった後だったことから、中国の文豪・魯迅の短編『藤野《ふじの》先生』を鞄に入れて出かけました。それを読み返しながら新幹線の中で様々なことを考えました。魯迅は私が講義を受けた同じ教室で学んだ同窓生なのです。もちろん、彼は進むべき道を医学から文学に変更してしまい、学校を去りました。とは言うものの、私は勝手に、この大文豪に親しみを感じています。『藤野先生』という作品は、解剖学教授の藤野厳九郎《げんくろう》と魯迅のお話です。藤野先生は中国からのたった一人の留学生が、異国語である日本語での講義を正しくノートに記録するのは大変だろうとの配慮から、魯迅に毎週、講義録を提出させて赤ペンで訂正し、足りない所を書き加えるという指導を長期間続けてくれます。自分の志の変化から仙台を去ることになる魯迅の、恩師への感謝の思いが伝わってくる佳作です。

不思議なことに次の日、福井で、地元の新聞社文化部の記者さんと話している時にも魯迅の話になり、藤野先生の記念館が芦原《あわら》温泉にあることを教えられました。仙台医学専門学校が東北帝国大学医学部になる時に、帝国大学卒業者にしか教授の資格が与えられず、藤野先生は故郷の福井に帰って開業医になられたのだとか。

点と点がつながって日常が紡がれていくのだという思いを、この頃、とても強く感じるようになりました。これも年齢のせいでしょうか。

『藤野先生』の中で魯迅は、たまたま学校で観せられた日露戦争の幻灯の写真の中にあった、ロシアのためにスパイをした中国人が銃殺されるシーンで、それを平然と見物する同胞が居り、また一緒に観た同級生が「万歳」を叫び大喜びしたことから、医学よりも民衆を動かす文学をやろうと考えを変えたともいわれています。

私にも、これと重なる思い出があります。

一九七〇年代の終わりの二年余り、テキサス州ヒューストンで暮らしました。その頃、アカデミー賞をとった『ディア・ハンター』という映画を一人で観に行ったことがあります。ロバート・デ・ニーロとメリル・ストリープが出演、ベトナム戦争で心に傷を負った男達の故郷への思いが、重いタッチで描かれている名作です。中に、ベトコンの捕虜になり、水牢に閉じ込められている米兵が脱出するシーンがありました。ベトコンの兵士が軽機関銃で撃たれてバタバタ倒れると、観客のアメリカ人が立ちあがって大拍手をしました。その時に『藤野先生』の一節が思い浮かび、同じアジアの民族として、ひどく衝撃をうけたのを記憶しています。

そして札幌での用事は、公益財団法人「がんの子どもを守る会」の北海道支部の四十周年のお祝いの会での講演でした。私も小児科医になって四十年経つことから、その二つを重ねてお話をしました。ひとつの団体が四十年間、そのつながりを切ることなく存続するというのは、並大抵のことではありません。わが子が小児がんになるということの重大さが、お父さん、お母さん達の結束をゆるぎないものにしていると感じます。

小学生時代、いつもいつも通信簿のコメント欄に「根気強さに欠ける」「あきっぽい性格は、どうしようもない」と書かれ続けた私が、小児科の小児がん治療という同じ領域に、四十年間関わり続けることが出来たのも、子どもが親よりも先に死ぬという、あってはならない悲劇が、私が小児科医になった当時は、日常的だったからこそそのような気がします。

私の中には、四歳の頃の私、七歳の私、十五歳の私、それぞれの年齢の私が、当時の周囲の思い出と共に生きているということを実感します。でも、それらの子ども達をまとめているのは、現在の六十五歳になっている私なのです。そして、私にとって、その時々の私は、とても大事な人達です。

その時々の私を思い浮かべる大切な手だてのひとつとして俳句があります。少なくとも二十歳から現在まで、その時の私が、何を見て心を動かされたのか、一句一句読み返せば、昨日のことのように思い出すことができます。

二十歳の頃の句に

解剖の煙草覚えし五月かな

というのがあります。第一解剖学の教授はドイツ帰りの石井敏弘先生で、藤野先生に通じるところがある立派な人物でした。ホルマリン固定され、アルコールのプールに沈められていたご遺体が、解剖学実習の部屋に並んだ二十五台ほどの解剖台の上に横たえられていました。はじめての光景です。三人または四人が一グループとなり、丁寧に丁寧に表面から深部へと人体の構造を頭の中にインプットする授業と実習が、夏休み過ぎまで続きました。ホルマリンとアルコールの匂いに加えて、独特の脂肪のにおいが体に沁みつきました。煙草を吸わずにはおれない気分で、私の喫煙は大学の卒業まで続きました。私が煙草を吸い始めたら、ひどいヘビースモーカーだった、今はもう亡くなった父がピタリと吸うのをやめました。早くやめろという意思表示だったのだろうと、この頃になって思います。

朝顔の花数死にし子らの数
凭《よ》られても患児の軽し初時雨
みとることなりはひとして冬の虹

小児がんが治る病気だと言えるまでに、治療の手がかりが見つかってからでも三十年ほどの時間がかかりました。現在でも全員が治るわけではありません。キャリアの最初の頃、私は自分の仕事は、親よりも先に逝かなければならない子どものそばで、その子と悲嘆にくれる親を支えることと思い定めたのかもしれません。だから十人中七、八人が治る時代になっても、その初心は消えずに私の中にあります。

螢火の明滅脈を診るごとく

涙滴のごとく洋梨なる故郷
どれほどの鬱ならやまひ花茗荷
雛菓子の血の色医者をやめたき日

そうは言っても悲劇の絶対数は少しずつ減り、主人公の悲しみを本当の意味で共有してくれる人達は少なくなってきました。

芭蕉の『野ざらし紀行』の中に

猿を聞く人捨て子に秋の風いかに

という有名な句があります。古来、鹿の声とか猿の声は「もののあわれ」を感じさせる風物とされていますから「猿を聞く人」というのは「詩情を解する人よ」との呼びかけです。富士川のほとりで数え年三歳ほどの捨て子を見た芭蕉が、世のあわれを解するであろう人に投げかけた永遠の問いかけであると、私は今、思っています。この句にはじめて出会った頃の私と、今の私とに話をさせてあげています。十代の私は六十五歳になった私の意見を、静かに聞いてこう言います。

「なるほどね。今はわからないけれど、あなたの年齢になったら、そう思うような予感はある」

芭蕉にとって山川草木《さんせんそうもく》、鳥、虫、魚は全く同化できる対象だったのです。そして、三歳の捨て子も他人ではなく自分だったと。それぞれの年齢の私を思い起こしながら、現在の私はそう理解したいのです。

（2013年1月）

これからのこと

山梨の日本小児科学会地方会と日本小児科医会の合同講演会があり、甲府に招《よ》んでいただいたので、新宿から夕方の特急かいじに乗って行って来ました。会場には懐かしいお顔もちらほら見えて、講演会のあとの懇親会では昔話に花がさきました。その席で、小児科医になって三年目の女性の先生からご挨拶をいただきました。

「私、今から十四年前は十三歳でした。中学一年生の時のことです」

「はあ」

「私のおばあちゃんから『暮しの手帖』の先生のエッセイをすすめられて読んだんです」

「えーっ。面白かったですか」

「はい。喜んで読んだのを見た祖母は、その後、何冊か先生の書いた本を買ってくれて……。私、その当時、保育士さんになりたいなって思っていたんですけど、そのうちに将来の目標を小児科医に変えて医学部に入ったんです。今、小児科の研修医をしてます」

小児科医としての私の思いを綴った本を読んで医学部を目指した、という若い先生とたまに出会うことはあるのですが、『暮しの手帖』を中学生の時に読んで、そうなったというケースは初めてだったので、少しばかり驚き、そして大感激してしまいました。

彼女は妊娠中で、もうじきお母さんになるらしい。中学一年生の女の子が、リアルタイムで私のエッセイを読んでくれて、一生懸命努力して医学部に入り、また勉強して医師国家試験を通り、小児科を専攻し、恋をして結婚し、お母さんになろうとしている。自分の子ども達の場合、身近すぎて感じることのできない特別な時の流れを、しみじみと実感したのです。

小児科医になって四十一回目の春をむかえようとしています。四人の子ども達は全員、連れ合いを見つけ、私は孫が七人もいるジイさんになりました。二〇一三年一月二日で六十五歳になり、聖路加国際病院をめでたく定年退職しました。先がどうなるのか、本当のところまだわかりません。私にも未知の世界ですし、二年半余り、米国テキサスで勉強させてもらった外は、ずーっと聖路加で過ごしました。退職にあたり、その間にお世話になった院内、院外のたくさんの方々にお礼を言いに伺うのにはどうしたら良いのだろうかと少し心配していたのですが、日野原重明理事長と福井次矢《つぐや》院長が発起人になってくださり、小児科のみんなが準備してくれて、ご挨拶の機会を持つことができました。昨年の十二月十三日、ホテルオークラで分不相応の「退職記念パーティー」をしてもらったのです。医療関係者だけでなく、俳句をはじめとする文芸関係の方から、私と子ども達とのドキュメンタリー映画に関わった方々まで、様々な分野から大勢お集まりいただいて、いっぺんにご挨拶ができて本当にうれしく思いました。

会の最後に、おまけの余興として、東北訛り全開で宮沢賢治の「雨ニモマケズ」の詩を朗読しました。それが意外にうけました。朗読しながら、次第に他人事とは思えない気がしてきました。

〈前略〉
野原ノ松ノ林ノ蔭ノ
小サナ萱ブキノ小屋ニヰテ
東ニ病気ノコドモアレバ
行ッテ看病シテヤリ
西ニツカレタ母アレバ
行ッテソノ稲ノ束ヲ負ヒ
南ニ死ニサウナ人アレバ

行ッテコハガラナクテモイヽトイヒ
北ニケンクワヤソショウガアレバ
ツマラナイカラヤメロトイヒ
ヒデリノトキハナミダヲナガシ
サムサノナツハオロオロアルキ
ミンナニデクノボートヨバレ
ホメラレモセズ
クニモサレズ
サウイフモノニ
ワタシハナリタイ

これから私は、そういう者になりたいのだという思いが、強く強く湧いてきました。病院は私を非常勤の特別顧問にしてくれるそうです。肩書きから副院長がとれ、小児科部長が外れました。「小児総合医療センター長」だけは、まだくっ付いています。でも、言ってみれば、「隠居」です。特別顧問には病院がお手当もくださるのだそうです。そう言えば江戸時代には、隠居した武士に、幕府または藩から「隠居料」として扶持《ふち》が支給されていたということを聞いたことがあります。有難いことです。「隠居」がやるべきは「隠居仕事」ということになりますが、これを辞書で見てみると「老人が勤めをやめてからする、生計に直接かかわりのない仕事」とあります。

壮大な隠居仕事として、私の頭の中に第一に浮かんでくるのは、伊能忠敬が行った日本地図の作成です。彼は千葉の九十九里町で生まれ、十八歳で佐原の酒・醤油醸造家の婿養子となります。特別な経営手腕に恵まれていたらしく、傾きかけていた家業を十年ほどで建てなおし、四十代後半には隠居の準備をし、家業を長男に譲り、幼少時から興味を抱いていた天文学を本格的に学ぶべく五十歳で江戸に出て、当時の天文学の最高権威、高橋至《よし》時《とき》の門下生に加えてもらいます。努力をし自費を投じ、五十五歳から実地測量による地図作成を始めます。幕府へ提出した蝦夷地渡航許可申請の冒頭に、彼は「隠居の慰みとは申しながら、後世に役立つ地図を作りたい」と書いています。その後、七十一歳まで、十六年もの年月をかけて地図を作ったのです。歩いた距離はなんと四万キロメートルと言われています。

ここまでやるのは、我々普通の人間にとっては到底無理な話なのはわかってはいます。でも、究極の目標として、彼の志は大切に心の中にしまっておきたいとひそかに思っています。

さて、隠居が普段いる場所を「隠居所」と言います。せっかく隠居するわけですから、そのような隠れ家とも言えるものを確保したいものだと考えました。

病院の小児総合医療センターの前の庭に、初代院長、つまり創設者ルドルフ・トイスラーが住んでいた可愛い洋館があります。もとは隅田川の辺《ほとり》にあったものを二十年ほど前に移築した昭和初期の建物で「トイスラー記念館」と呼ばれています。この建物のお守《も》りをしながら、ひっそり日中は隠れ住もうかとも考えてみたのですが、四十年の間に蓄積した資料や書籍をそこに移して置くわけにはいきません。

困ったなあと思っていたら、良いタイミングで目黒の私の家のお隣りにある小さな家が空いたのです。「野原ノ松ノ林ノ蔭」でもないし「萱ブキ」でもないのですが「小サナ小屋」と言えば言えなくもないような場所です。この小屋を運良く借りることができて、さあ、これから何をするか。

一月になって病院の人事課から契約書が回ってきました。それには、「週に四回は病院に来ること」と書いてあります。でも今までのように毎朝七時半に病院に行かなくてもすむし、夕方には引き上げが可能なので、伊能さんのような大事業は難しくとも、何か「後世に役立つ」ようなことはできるかもしれません。少なくとも、そのための準備を少しずつ始めようかなと思いました。

それには「丈夫ナカラダ」が一番です。しばらくお休みをしていたジョギングを再開しよう、スイミングも始めようと計画をたてています。「楽隠居」というのも、ひとつの憧れなのですが、一〇一歳の理事長のおられる病院では、なかなかに難しそうです。

（2013年3月）

ドクター・ストウと「負い目」

今年の一月二日で満六十五歳になって、めでたく聖路加国際病院を定年退職し、病院の特別顧問兼小児総合医療センター長として、週四日のお勤めをしています。非常勤職なので診療の直接的な責任は無くなり、気分的には、ずいぶん楽になりました。

働き始めて四十一年、いつ呼び出されるかわからないピリピリ感の中で暮らして来たので、寝ていても小さな物音に敏感に反応して目が覚めるようになりました。その結果、一人だけの部屋、一人だけのベッドでしか熟睡できなくなりました。一つの職業病です。

それが不思議なもので、二月ほど経つうちに就寝後に電話が鳴っても、とび起きることはなくなり、家の者が起こしに来る始末です。リラックスできる有難さをしみじみと感じています。

病院にいる時にも、用事があって訪ねて来てくれる人と、ゆっくりお目にかかってお話ができるようになりました。

周囲で起きる様々な出来事の持つ意味について今までよりも深く考え、もっと感動できるようになったのは、時間にゆとりができたおかげだと思っています。

先日、共同通信社の科学部長、原子力報道室長で論説委員の長澤克治《かつじ》さんという方が、かねての約束どおりにお見えになりました。私のアメリカ生活時代の恩師、ドクター・ストウのことを調べておられる*とのことで、喜んでお目にかかりました。この欄でも、以前ほんの少しだけ、ドクター・ストウについて書いたことがありますので、このアメリカ人にしては変わった名前を記憶している読者の方もおられるかもしれません。

小児がん治療のパイオニアの一人で、テキサス大学MDアンダーソンがんセンターの小児科教授だったドクター・ストウは、一九七三年に、「小児腫瘍学」という、その領域のバイブル的な教科書をアメリカの叡智を結集して作ったことでも知られています。なによりも日本の小児がん治療の進歩に直接的、間接的に一番大きく貢献した人として、わが国で小児がん治療に関わっている者が忘れてはならない名前です。

先生は、私が日本に帰ってきた翌年の一九八一年に六十九歳で亡くなられたので、私が最後の弟子になってしまいました。

ストウという苗字が東北に多いことから、二世である先生のルーツをお聞きしたことがあります。福島であることまでは知っているけれども詳しくは知らないとの答えでした。

貧しい農村からカリフォルニアに移住して来た両親の畑仕事を手伝いながら、八歳になって、ようやく小学校に入れてもらい、苦学して名門スタンフォード大学医学部に入学。間もなく日米開戦、ユタ州に強制退去させられ、ユタ大学医学部を卒業して医者になったのが昭和二十年、終戦の年でした。この時、彼は、もう三十三歳。ドクター・ストウは日本風に言えば明治四十五年、途中から大正と改元された年の生まれです。私の亡くなった父も、この明治のしっぽ、大正の鼻ッ先の生まれでした。父もそうでしたが、ストウ先生も必要な時に必要なこと以外は話さない無口な人でしたので、若い頃の話は、すべてストウ夫人のメリーさんから聞いたものです。

ドクター・ストウは、貝殻のコレクターとしても有名で、書斎は珍しい貝殻で埋めつくされていました。この趣味は、アメリカのビキニの核実験のあと、マーシャル諸島の子ども達の長期にわたる核被害の調査に従事した時の副産物であることは、先生自身から聞きました。

長澤さんがドクター・ストウに特別な興味を持ったのは、彼の卒業後のキャリアが、広島と長崎で行われたＡＢＣＣ（原爆傷害調査委員会）の、被爆した子ども達の成長、胎内被爆などに関する調査から始まり、小児がんの治療のパイオニアになり、また、水爆実験の死の灰を浴びた子ども達の甲状腺障害についての論文を書くなど目ざましい活躍をしたことに加え、彼のルーツが、核被害では今や世界的に知られたフクシマだったということからしい。

ふっと、今年の十二月二十日が先生の三十三回忌にあたることに気付きました。私よりも詳しくドクター・ストウのことを知っている人と、こんなにゆっくり先生の話ができることを本当に不思議なご縁だなと思い、感謝せずにはいられませんでした。

私がドクター・ストウにある特別な思いを持っているのは、長澤さんが感じておられるのとはちょっと違った観点からです。

福島県の貧しい農村出身の日本人がカリフォルニアに移住し、同じ福島から嫁さんを貰って所帯を持ち、翌年に二世のドクター・ストウが生まれます。一世のご両親はアメリカ人になろうと懸命に努力なさったのでしょう。しかしドクター・ストウは生まれた時からアメリカ人でした。それが医学生の時に日米開戦をむかえ、日本人の血が流れていることで差別されます。その時の感情はきわめて複雑だったことでしょう。同じアメリカ人なのに、という差別に対する怒りの気持ちは当然だったと思います。しかしそれ以前に両親の祖国である日本が、様々な理由があったとは言え、真珠湾を攻撃して同胞であるアメリカ国民に危害を与えたという申し訳なさ、言ってみれば、ひとつの「負い目」のようなものが絶対にあっただろうと思わずにはいられませんでした。一緒に患者さんを診療させてもらいながらドクター・ストウから学んだことのひとつは、この「負い目」をエネルギーに変換することの大切さでした。

「負い目」は「罪悪感」と重なるものの、少し趣を異にします。自分がその結果の直接的原因を作った場合に感じる「申し訳なさ」は罪悪感そのものと言えますが、「あなたのせいではありませんよ」と被害者から言われるような時に感じるのが「負い目」に近いかもしれません。

小児科医になって広島と長崎でＡＢＣＣの一員として仕事をします。原爆投下から二年半の被爆地で、外見は日本人にしか見えないドクター・ストウは、どんな思いで働いたのでしょうか。その時の感情は「罪悪感」よりは、むしろ「負い目」に近いものではなかったのかと私は考えます。その後のドクター・ストウの小児がんへの挑戦、日本の小児科医、特に小児がん治療医を目ざす若者への手助け、そしてマーシャル諸島での調査、診療は、すべて、この「負い目」がなせる尊い業であったように思います。

ドクター・ストウが八歳で小学校へ入れてもらった時分には、もっと大変な生活苦で学校へ行けなかった二世の友達がいたのかもしれません。そんな友達の羨ましげな視線を感じながら学校に通わせてもらった経験が、「負い目」の芽生えになっているのかもしれません。それを切実に感じるか否かは、周囲の環境だけではなく、その人個人の感性の問題とも言えます。

私自身も小学生の頃、まだ日本全体が貧しくて、友達がみんなボロボロのゴム靴や運動靴を履いていた時代に、新しいズック靴を買ってもらったことがありました。とても、そのまま仲間の前に出ることができずに、水溜りで泥だらけにしてから遊びに行った思い出があります。幼い「負い目」の記憶です。

仕事で、治らない子ども達の傍らで暮らして来た私のような者には、自分が六十五歳になって元気でいることが、とても不思議に思えます。

自分の子ども達が四人とも、たいした病気もせずに大人になったことも、有難いことだと感謝しながら、亡くなった子や、子どもを亡くさなければならなかったご両親に対して「負い目」を感じざるを得ません。

大震災から二年経って、このところ、ナチスの強制収容所体験を書いたフランクルや、ハンセン病の患者さんのために尽くした神谷美恵子さんの著作が注目されています。二人とも、人間はどんな大変な状況の中でも、へこたれずに他の人のことを考えながら生きていける存在であると主張した精神科医です。

神谷さんの著作の中に、ハンセン病の患者さんと出会った時に書いた文章があります。

〈いったいなぜ私だけが癒されて、あのひとたちは死んで行ったのであろうか〉

これは「負い目」の感情です。日本人の場合、クリスチャン以外の人々は、勿論、私も含めて「原罪」の意識というものが少ない。しかし、それにかわるものとして、私達にはこの「負い目」という感情があるように思うのです。ドクター・ストウにとっても、このフィーリングはとても大切なものだったと確信しています。

（2013年5月）

＊『小児科医ドクター・ストウ伝：日系二世・原水爆・がん治療』（長澤克治著、平凡社）

ご縁ですから

昔々、私の夏休みは、しなければならないことを全部忘れてしまってかまわない、ボーッとして過ごす「時間のかたまり」で存在していました。少なくとも小学生の頃は、まったくそうでした。中学生、高校生、大学生と長ずるに従い、そんな時間は少なくなり、ついにはほとんど無くなってゆきました。そんな大人の私でも、ずっと思い続けたのは、大瀧詠一の『カナリア諸島にて』で歌われているようなバケーション。つまり、薄く切ったオレンジをアイスティーに浮かべて、小さな南の島の浜辺で、何も考えずにボーッとお日様を浴びるとか。でも結局、実現しないまま、ついに隠居の年齢です。

これから時々、意識してボーッとする時間を持とう、その準備をしようかなと思っています。何もせずにボーッとすることができるのは、子どもとある年齢以上の人達の特権なのかもしれません。何かに熱中するあまり、ほとんど我を忘れてしまうということは、大人になってからもありましたけれど。

昨年で結願《けちがん》した十年がかりの歩き遍路の時間は、私にとって、ある意味忘我の時間でした。

しらじら明けの中を歩き始めて、夕暮れまで、ただひたすらに歩きました。歩くことだけに専念するというのは、医療現場で働き続けた私にとって新鮮な感覚でした。

最初の年（二〇〇三年）の三月初め、まだ早春でしたので雪に降られたりもしました。難所で知られた焼山寺《しょうさんじ》を過ぎた頃に青空が見えて来て、遠くから風で飛ばされて来た雪片がキラキラ光り、遥かに鮎喰川《あくいがわ》が流れています。下りの斜面は一面の梅林で、今を盛りと花が咲き、良い香りがあたりに漂っています。人影はまったく見えず、私一人だけの桃源郷です。しばらく、本当にボーッとすることができました。あの一刻があったからこそ、その後、途中で放り出すことなしに十年にわたって歩き続けられたのかもしれません。

子どもの頃の私は忘れ物の名人でした。忘れ物や落とし物は、ボーッとする時間の副産物のようです。

あの徳島の桃源郷の山道で、私は携帯電話を落としたのです。その日の夕方になって、無いことに気付いたものの、なにしろ山の中での落とし物です。諦めることにしました。かえって、完璧に自由になったことを喜びました。二、三日経って留守の間の様子を聞こうと、途中の町の公衆電話から家に電話をすると、カミさんの第一声は、

「あなた、落とし物したでしょう」

でした。

完全歩きで遍路をしている人は、常に四国に千人以上はいるといわれていますが、遍路道が千数百キロにわたるのですから、山の中では、他の遍路さんとまったく出会わない日もあるのです。そんな状況で、私の携帯を見つけてくれた人がいたことが、驚きでした。その人が、留守宅に電話してくれて住所を聞いて、お送り下さったのです。

一週間余りの第一回遍路を終えて帰宅すると、私より先に、落とし物が宅配便で届いていました。送り主は栃木にお住まいの女の方で、「どうしても歩きたい事情があって遍路に出ました。あなた様の携帯を拾ったのもご縁だと思います」というお手紙と、彼女の地元のおいしいお漬物が一緒でした。

私は、それから結願まで十年近くを要しましたが、彼女は次の年くらいに歩き終えたようで、再びお便りをいただきました。

それ以来、幸い携帯電話を落とすことなく過ごしましたが、隠居後、数カ月経った、頃も同じ春、つまり、この春に、また、やってしまいました。ボーッとして過ごす時間を待つ準備中の出来事でした。

福井の緩和医療研究会に講演を頼まれて出かけました。日曜の午後からの会でしたので、世話役の林先生ご夫妻に午前中、永平寺をご案内いただきました。座禅の体験までさせてもらって、すっかり「こだわらない」モードに入り、午後も、ゆったり講演ができました。翌日は、山形での診察です。

福井から山形へは、東京に帰るよりも大阪まで行って一泊し、朝一番の飛行機に乗る方がずっと楽なので、夕方の特急サンダーバードに乗りました。ペットボトルの玄米茶で一息ついて、何か連絡が入っているかしらと思って鞄の中を見ると、いつもの場所に携帯が入っていないではありませんか。最後に電話を手にしたのは、いつ、どこだったのだろう、必死に思い出そうとします。福井の駅ビルでは確かにあったのです。

福井の名物のひとつに「羽二重餅」というお菓子があります。一口サイズの求肥の餅が和紙で包まれた、シンプルな昔からのお菓子です。田舎の母が、この手のものが好きなので明日のお土産にと思い、「元祖」の看板の売店で、それを二箱買ったことを思い出しました。代金を払って品物を受け取り、店員さんがお釣りを渡そうとしたところで、携帯に電話が入り、それに対応しながら、釣り銭をもらったのですが、そのあとの記憶がボンヤリしています。そこのショウケースに置いたのか、増えた荷物をひとつにまとめるべく移動したベンチに忘れたのか、問い合わせてみようにも、携帯がないのでできません。列車内にも公衆電話が見つかりません。

十年前の時のように簡単に諦めることはできませんでした。それだけ依存度が上がっているのだなと、ガッカリしながら、呆然とした状態で大阪駅に着き、タクシーで伊丹空港のホテルに向かおうとして、何か頭が寒いと思いました。お気に入りの帽子を、列車の席の上の棚に置いたまま降りてしまったのです。すぐ引き返して改札口の駅員さんに聞いてみました。とても忙しく働いていた改札係の若いお兄さんが、この上なく親切に応対してくれて、帽子がホーム上の事務所にあることをすぐつきとめ、自分の改札業務を五分間ほど助けてくれる駅員さんを探して取りに行ってくれたのです。ニコニコしながら帽子を持って階段をかけ降りてくる彼を見て、幸福な気持ちになりました。きっと携帯も見つかるような気がしました。

ホテルに着いたのは遅かったのですが、そこからJRの忘れ物センター、駅の交番などに問い合わせてみました。みんなが親切で、調べたあとに折り返し、ホテルの私の部屋まで連絡を下さるのですが、良い返事はありませんでした。

次の日も、その次の日も、また、その次の日にも問い合わせてみたのですが、ついに見つからず、同じタイプの携帯を買いました。

その後、「羽二重餅」のうちの一箱をゲットしたカミさんが、

「このお菓子屋さんのお餅が、とてもおいしかったから、子ども達のところにも上げよう

かと思って……」

ということで、包装紙を頼りに「錦梅堂《きんばいどう》」に電話して、駅の売店の連絡先も聞いて問い合わせてみたら、なんとそこのおばさんが覚えていて、管理事務所まで確かめに行ってくれて、携帯は戻ってきました。そのおばさんと本店のご主人と話が通じたらしく、携帯電話は、お願いした「羽二重餅」の他に沢山のおまけのお菓子まで連れて来たのです。片すみに「ご縁ですから」というご主人のメモが付いていました。

必ずというわけではありませんが、私の忘れ物には、そんなうれしいエピソードが、おまけに付いてきます。

人と人が作っているものが世間であって、実体がありそうに見えるものの、本質は無であり、空《くう》であるというのが無常ということなのだとか。

でも、この国の人情は本当に捨てたものではないと、私は忘れ物のたびに思うのです。

（2013年7月）

身を守る心構え

乳幼児の虐待のニュースがひっきりなしに報道されています。悲しいことです。

私達ヒトという種族は、親、またはそれに準じる人間に、安心して頼り切ることから一生が始まるようにでき上がっています。生まれてすぐに自分の足で立ち上がり、母親の乳房まで歩いて到達し乳を飲む馬など、他の多くの哺乳類とは明らかに違うのです。何とか這って移動し、母親の所まで行き着き、つかまり立ちをして乳首を口に含むことができるようになるのに、ヒトは十カ月ほどを要します。それまで保護者に完全に依存して乳を飲ませてもらい、離乳食を食べさせてもらうのです。その後も世話される状態が続き、保護者への信頼が確固たるものになっていきます。これを土台に自分の周囲の人間との関係も作っていくことが可能になります。加えて言葉という伝達手段を使い、大きな群れ（社会）を作ることが可能になって、はじめて、鋭い牙も爪も持たない弱い哺乳類である私達、ヒトがアフリカの草原での生活を生きのび、何万年かかかって地球のそこここに文明社会を築き、今に至っているという訳です。

自分を守ることのできない乳幼児への虐待は、人間の成長の根幹をゆるがす大問題です。さて、どうするか。簡単に言えば、愛情を持てない保護者から赤ちゃんをあずかり、放っておけないと思う人達にゆだね、その協力のもとに育て、自立させることが当面の解決策です。もちろん、様々に複雑な問題がからみます。しかし人生の始まりの記憶こそが、他人への関わり方、ひいては自分の身の守り方へも大きな影響を及ぼすことになるのですから、何とかしなければならないのです。

私は山形県の小さな農村で生まれ、やさしい両親に恵まれましたし、また、周囲の大人は皆、子ども達に害を加えたりはしない人々でした。幸せな子ども時代だったと、つくづく思います。

ものごころがついて、自分の身を守ることが必要であることを学び始めます。一番多くを学んだのは、遊び場だった近くの山や川の危ない場所、それに加えて、冬の厳しい自然環境でした。大人達も教育に関わったものの、子ども達の中で教え合ったことがたくさんありました。

最上川が町の中を流れています。先年他界した父が子どもだった頃は、夏になると絶好の水泳場だったようです。私達の時代には、もう遊泳禁止でした。日本三大急流のひとつで危ないこと、ツツガムシ病というリケッチア感染症があったことが大きな理由でした。この病気は最上川流域などの風土病として有名です。流域の草原の野ネズミが運ぶダニの一種、アカムシに刺されるのが原因とされていたので、裸になっての川遊びも許されませんでした。魚釣りや芋煮会で河原に行く時には、子どもなりに浅瀬で遊ぶだけで我慢しましたし、長ズボンをはいて虫に刺されないように注意しました。

冬の地吹雪も子どもにとっては恐くて辛いものでした。防寒用具も暖房器具も不十分な時代ですから、親から言われたように身なりを整え、深く積もった雪が長靴の中に入らないように、ズボンの裾を脛に巻きつけるようにしてから足を入れたものです。登校時には六年生が先に立って道をつけてくれました。もっとも、地吹雪の本場は日本海沿いの庄内なのですが。

庄内空港には私のお気に入りの広告があります。緑の田ンぼが果てしなく続く庄内平野の風景、背景には青空に雲を抱いた月山《がっさん》がきれいな、素敵な写真です。地元の企業の広告なのですが、左下に一文「米のうまいところに悪い人はあんまりいません。」正直なキャッチコピーです。

自分の周囲に悪い人などいないと思って育ってきた私ですが、良い人でも時々、意地悪をするのだということを、少し大きくなると学び始めます。もちろん、自分も含めての話です。

以前も書いたと思いますが、小学校三年生の頃に、それを思い知らされました。大きな台風の後の助け合い運動にクラスで参加することになりました。まだ、日本がひどく貧しかった頃です。だからこそ助け合わなければと思ったのです。無理はせずに、持ってこれる子だけが教室の後ろのダンボール箱に物品を、そっと入れようと決めました。無事に終わって役場に届け、喜んでもらって満足していた私に冷水をかけるような事件が起こります。父親あてに、偽善者を育てるなという匿名の手紙が来て、私がたまたま、それを見てしまったのです。

良いことだと思って、それを行う時にも、周囲に注意し、スキを見せてはならないことを痛感しました。周囲には味方もいるけど敵もいるのだという感覚を持つようになった記念すべき瞬間です。

小学校の高学年では、塚原卜伝《ぼくでん》、宮本武蔵、千葉周作、その他の剣豪に憧れ、少年向きの剣豪小説を読みあさり、中学では剣道部に一時所属しました。

「男は外に出れば七人の敵がいる」と常に心の中で思い、スキを見せないように行動すべきだと信じていたように思います。剣豪小説の読みすぎで歩き方までぎこちなかったのです。しかし、「武士道とは、どのようなもので、それが、どれほど私達日本人の生活に深い影響を与えているか」ということを、知らず知らずのうちに感じていたようです。後年、新渡戸稲造《にとべいなぞう》著『武士道』を読んで、その思いを深くしました。

日本は他の国と比べれば、市民の安全が守られている国です。だから、中学生の頃に剣豪のように四方に注意してぎこちなく歩いていた私も、大人になり、いつの間にかのびのびゆったり歩きまわっています。それでも、アメリカで暮らしていた三年間は、ピリピリ緊張した時間が続き、中学の頃を思い出しました。スキを見せずに暮らしたおかげで、一度も恐い思いをすることなしにすみました。

ただ、後で思い返してゾッとしたことが一度ありました。夜中の二時頃に患者さんが急変して病院に駆けつけた時のことです。自動車が修理中だったので、自転車で行きました。およそ、二キロメートル。途中は真ッ暗で片側は深い草むらでした。時々、ガサゴソ音がするのです。病院に着いて、あの辺は野犬がいるのか、とたずねた私に、同僚は真剣な顔で言いました。

「あの辺をうろついているのは、犬なんかより、もっともっと恐い人間ていう動物だよ。車が使えなかったら、そう言ってくれたら別のやつに頼んだのに。とりあえず無事で良かったよ」

『歎異抄』の中に、親鸞聖人が弟子の唯円に「私を信じるのなら、人を千人殺してくれ。

お前の極楽往生のためだ」と言われたという話があります。唯円は「私のような人間は、千人どころか一人だって殺せません」と答えます。

「殺すことができないのは、お前の中に殺すべき因縁が備わっていないからだ。殺すまいと思っていて、千人殺す人もいる」と聖人は諭します。

子どもの頃に母親から言われたことを思い出しました。

「だれかが欲しいと思うようなものを簡単にとれるような所に置きっぱなしにするのは、その子に悪いことをさせるお手伝いをしているようなものよ。絶対にやめなさい」

コンピューターの時代になって、危険がいっそう見えにくくなってきています。子ども達には、まず、人間同士のコミュニケーションを学んでもらい、次に、身を守る感覚と手段をある程度覚えて、それからコンピューターの世界に入り込んでほしいものです。

みんながそれぞれ、自分の身を守るような精神を持ち、スキを見せることなく暮らすことが、他の人のために、ひいては社会のためになる、というのが根本のように思います。

（原題：自分を守る精神　2013年11月）

私の男女共同参画考

聖路加国際病院にも定年があります。六十五歳の誕生日で、私も常勤の小児科部長の職から解放され、非常勤の特別顧問なるお役をいただいています。自由に使える時間が増えたはず、と誰もが思うらしく、講演を頼まれることが多くなりました。子ども達について、大人の方々にわかってもらうようにお話をするのも、小児科医の大切な仕事だと思っているので、できるだけ引き受けているのですが、時には、「これだけは無理」といったテーマの講演依頼が来ます。

先日、山形県男女共同参画センター「チェリア」という所から、「男女共同参画社会の実現を目指して活動している団体・グループの年次総会」で、活動を支援するような講演をしてくれとの話がありました。最近、病院でも女性医師の割合が急増して、ワークライフバランスをどう考慮すべきかを検討する委員会が必要となり、私が、その取りまとめをやらされたりはしていたのですが……。

なにしろ、研修医時代から滅茶苦茶に仕事が忙しく、家のことはカミさんにまかせっきりで、家の中の男女共同参画への不参画に関しての非難には耳をふさいで、突っ走って来た私なのです。男女共同参画推進がこれからの方向であると確信していても、いまさらどのツラ下げてとの思いが強く、断ってもみたのですが、押し切られて引き受けてしまいました。

頑張ってやって来たとは、とても言えない私が、男女共同参画社会こそが目指すべきものので、これを実現するためには、どうしたら良いかという話をするのです。会場の方々に私の話をすんなり聞いてもらうには、今まで迷惑をかけて来たカミさんへの感謝と謝罪が、どうしても必要でした。

もちろん、謝罪される本人は会場には来ていません。こちらも素直に謝ることができたという訳です。

次にNHKが以前、『クローズアップ現代』や『ヒューマンドキュメンタリー』で放送した「ある少女の選択」を見てもらいました。心臓に重い病気を抱えて生まれた華子さん。八歳の時、ドイツで心臓移植を受けますが、背骨の変形などで呼吸が充分できなくなり、十五歳で気管切開後、人工呼吸器につながれます。声を失った華子さんは、もし今後、何か問題が起きた時のことを両親と相談しました。結論は、延命策不要。「長く生きることより、どう生きるかが大事」と言っていた彼女は、十八歳で腎不全になってしまいます。日常の様々な出来事の中で、父と母、そして華子さんの思いが錯綜します。男と女、親と子、それぞれが「いのち」について、それこそ命がけで考える姿が、しっかりドキュメントされています。何年もかけて撮られた映像なのでしょう。

結局、華子さんは透析療法を拒否して、彼女の生き方をつらぬきます。親の権利、子の権利、男女の感じ方の違いを見てもらいました。

病状の悪化に耐えられなくなったお父さんは、必死で華子さんに、「生きてくれ」と頼み込みます。お母さんは華子さんを支持して、お父さんをなだめます。

お父さんの泣きそうな顔を見て、私は山上憶良のことを思いました。万葉集の代表的歌人の彼には、子どもを思う作品がいくつもあります。

瓜食《は》めば　子ども思ほゆ　栗食めば　まして思《しぬ》はゆ
何処《いづく》より　来《きた》りしものそ　眼交《まなかひ》に　もとな懸《かか》りて　安眠《やすい》し寝《な》さぬ

何をするにつけて子どものことが心配な父は、続けて

銀《しろがね》も金《くがね》も玉も何せむに勝れる宝《たから》子に及《し》かめやも

と、手ばなしで子どもが大事と詠いました。

憶良の暮らした奈良時代、一説によれば日本の人口は五百万人ほど、五歳未満で死亡する子どもは、出生したものの半数だったとか。

憶良の時代にも、宮仕えの男達にとって直接的な育児は妻に頼まなければならない状況があったことをうかがわせる「瓜食めば」の歌です。出張で家を空けている憶良は、出先でおいしい物を食べては、子どものことを思っています。

平安時代になると、ほんの一握りの人々とはいえ、貴族社会での女性の活躍が目立ち始めます。文化的には、男と対等に渡り合うというよりも、あきらかに優っていた紫式部や清少納言が登場しました。女性の社会進出の先駆けかもしれませんが、この有名な女性達でさえも生年没年不詳で、本来の名前も判りません。紫式部も清少納言も役職名のごときものです。軽んじられていた証拠です。

その後、武家社会になって、時に男以上の勇ましい女性の出現がありました。『吾妻鏡』に書かれている北条政子。夫の源頼朝は、十歳の長男頼家が富士のすそ野の巻狩で鹿を仕留めたことに大喜び。早馬で政子に報告すると、彼女は、「武将の嫡子が原野の鹿を獲たること、あながち希有とするに足らず」と言って、喜ばなかったそうです。

女性の地位が、士農工商すべての領域で低下したのは、江戸時代に「女大学」という女性教育用のテキストが一般化してからのようです。二百年以上も、女性の権利をないがしろにする教育が続きました。明治時代になり、何人かの進歩的文化人が、ようやく、これを評論し、ほんの少し軌道が修正されました。福沢諭吉も、その中の一人です。

私も、もちろん男女同権だと思っています。しかし、もともと体の構造自体が違っていて、男はどんなに努力しても子どもを産むことはできないのです。「同権」の意識を大切にした上で、「分権」でやるしかないのでしょう。一緒に仕事をする時、家庭を作る時には、それぞれの得意分野を認めて、分担するのが一番の方法なのではないかと考えています。

同年代のベテランのキャリアウーマンや、お祖母さんになっている昔のお母さんにも、本音を聞いてみました。

私達の世代は、もう男女共学でした。そんな人達の意見です。奨学金制度も男女平等だったから、学ぶことも同じようにできた。でも、彼女達も「分業」「分権」が、かえって今こそ、見直されるべきと考えていました。

俳句の仲間の一人は、大学を卒業して就職し、結婚を機に退職して、専業主婦になりました。専業主婦の生活に満足しつつも、ライフワークはこれとは違う、と思いながらいたそうです。彼女にとって出産とか子育ては、社会的活動からは少し遠のいたとしても、今しかできない大切な仕事と感じられたと話してくれました。だからご夫君の転勤について東京から大阪に引っ越した後も、社会とのつながりは切らないようにしながら、将来の自己実現、つまり趣味を生かして俳人として認められる努力を続けました。

彼女をはじめ様々な領域で頑張っている女性達と話していて、男女平等というのは人生をトータルに見た時に、男女で分業化されていても、あらゆる機会においてうまくバランスをとりながら、最後に均等になることなのだろうという結論に達しました。

勉学、仕事、子育て、遊び（文化の享受）、趣味（道楽）、社会活動への参加、これらが、それなりのバランスを保ちながら、男女それぞれに満足感を与えることができたら、男女共同参画社会が実現されたということでしょう。

私には、三男一女がいて、それぞれが家庭を持って子ども（私にとっては孫）がいます。息子達は私とは比べものにならないほどの勤勉さで家庭内の仕事を分担しています。カミさんの教育の徹底と、私の反面教師としての効果だろうと考察しています。娘は、どうもパートナーの協力に満足をしていないのが、私としては悩みのタネです。

（原題：私の男女共同参画論　２０１４年１月）

年を経るということ

医学部を卒業して丸二年が経ち、研修医の三年目の春、二十六歳で私はカミさんと結婚しました。今年の四月二十三日が四十回目の記念日になります。当時の安月給はひどいもので、当直料を入れても十万円に満たず、五万円ほどのアパート代を払うと、二人で生活するのが大変という状況でした。目刺しと味噌汁とご飯が食事の定番だったのも当然です。私の田舎の両親は「お米を送ろうか」「お味噌はいらないか」「お肉はどうだ」と聞いてくれましたが、カミさんは「ありがとうございます。なんとかやっています。大丈夫です」と返事をします。少し助けてもらったらいいと言う私に、彼女は「独立して家庭を作っているのだから、やれるところまで自分達の努力でやらなければだめよ」と主張します。いつまでも親がかりで良いとは、こちらも決して思っていなかったのですが、「そのうちに両親の面倒をみることになるのだから、今は助けてもらってかまわないだろう」と言い返してみるものの、考えてみればあちらの言い分の方が理にかなっています。違う土地、違った家庭で、違う育ち方をしていれば、そういうズレがあるのは当たり前とわかっていても、そのズレがお互いにとても気になりました。

忙しい研修医生活でしたので、お金ばかりではなく、時間の余裕もありません。新婚旅行は奈良、京都、神戸の三泊四日でした。その旅の間も、スケジュールにしばられずに、のんびり、ゆっくりおいしいものを食べたい私と、旅程をきちんと消化していきたいカミさんのズレは顕著でした。アパートに帰った彼女の最初の一言は「とても楽しかった」ではなく「あーあ、疲れた」だったのです。

それ以来、四十年。必要にせまられて出かけることはあっても、二人で一緒に旅をするということは、ほとんどありませんでした。日常生活の中でのズレだけでも、十分に大変だと両方が感じていたのです。

去年のお盆に山形に帰った時に、その秋に予定されていた鳥取の徳永進先生との「いのちフォーラム」の打ち合わせをするべく、鶴岡で開業しておられる黒羽根洋司《くろばねようじ》先生のお宅に夫婦で行ったのも、めずらしい出来事だったのです。

丁度、黒羽根先生ご夫妻は、東南アジアとインドのパックツアーから帰られた直後で、いかにインドの混沌とした感じが素晴らしかったかを、お二人で口をそろえて語って下さいました。パックツアーも面白そうです。

帰り道にカミさんに聞いてみました。

「俺もインドに行ってみたいんだけど。一緒に行ってみるか」

定年を迎え、子ども達も、それぞれが自立したんだし、二人の四十年をふり返る旅もいいかなと思ったのです。

しかし、それも「あーら、うれしいわ。でも、混沌のインドは遠慮する」の一言でおしまいになりました。そうかと言って一人だけインド行きというのも、何か気がひけます。

非常勤になっても私の予定表は、かなり密につまり、一週間から十日ほどのお休みがとれるところを探してみても、二〇一四年三月上旬に一カ所あるだけです。ここでどこかに行けたらいいなと、ツアーのパンフレットに当たってみると、ピッタリの日程のが、ひとつだけありました。「バスク地方とボルドーを訪れる　北スペイン・フランス美食紀行」。出発日は三月六日、帰ってくるのが三月十三日。これなら調整できそうです。私が費用を負担し、カミさんが一連の手続き担当ということで奇跡的に話がまとまり、四十周年記念の初めての海外パックツアーが実現しました。因みにバスク地方とは、スペインとフランスの国境地帯で、北は大西洋に面した地域です。

成田から朝のフライトでドイツのフランクフルトまで約半日、そこで乗り継いでスペインのビルバオに向かいます。この便には楽器を抱えた大勢の人が乗ってきました。カミさんがチェロのお兄さんに聞いたところ、ケルンのオーケストラの一行で、ビルバオでコンサートがあるのだとか。夜十一時過ぎにホテルに着いて、翌朝から大型バスで行動開始。パックツアーのうれしいのは、大きな荷物はポーターと運転手さんが全部面倒をみてくれることです。

ビルバオからサン・セバスチャンに行き二泊、ここまでがスペイン、そこからフランスに入ってボルドーに二泊して、バスから高速鉄道TGVに乗り換え、パリに着いて一泊というのが今回のコース。車窓から見えるのどかなスペインとフランスの田園風景を楽しみ、バスク地方の料理とワイン、そしてボルドーのサン・テミリオンのワイナリーを見学、あとはパリの自由行動がお楽しみとしてつまっていました。

ヨーロッパの人々は、復活祭《イースター》が終わってから春の旅を楽しむのだそうで、パリ以外の町では観光客もまばらでした。でも、もう、すももの花や木蓮の花が満開で、日本の寒い春から一足飛びに本物の春を感じることができました。

スペインのリオハ地方のワインと干ダラのポタージュスープから始まり、昼、夜と何の心配もせずに飲んでは食べての四日間。パリに着くころには食いしん坊の私も胃袋が相当にくたびれて、自由行動の食事はサラダだけになったほどです。

干ダラ（塩漬け後に干したもの）のお料理には感動しました。冬の日本海のおいしいもののひとつにとれたてのタラの鍋がありますが、あれとはまた違った食感なのです。日本のタラの身を絹糸の集合体とすると、あちらの干ダラは噛んだ時のシャキシャキ感がすごく、丁度木綿の糸ぐらいの太さが集まって身ができている感じなのです。本当に新鮮な高級松葉ガニの身を噛んだような、何とも言えないおいしさでした。

食べ物の話だけで恐縮ですが、フランス国境に近いスペインの町、サン・セバスチャンで、二泊目の夜に、Bar《バル》と呼ばれる居酒屋に行きました。このごろ日本でも知られるようになってきたピンチョス（パンの上に様々なおつまみ風の食材をのせて串で刺したもの）が山のように並んでいます。適当なものを指さしで注文、地元のワインを一杯飲んで、別の店へ移ります。日本語では「はしご酒」という合成語ですが、こちらでは一語でタペオと呼ばれる習慣です。

ホテルに帰る途中に市の公会堂があり、催し物が終わったのでしょう。子ども連れの親子が沢山出てきました。ピエロが人だかりの真ん中にいて、着かざった子ども達も顔にヒゲを描かれたり、眼鏡を描かれたりして楽しそうです。隣に公園があり、地下道からの通気口の風を使って、六、七歳の男の子が二人でビニール袋の飛ばしっこをしています。思いがけない高さまで夜空に上がって、また落ちてきます。飽きずに何回も何回もやってはその袋を追いかけるのを、二人でベンチに座って夜風に吹かれながら楽しく眺めました。

三十年以上も前、上の二人の男の子と四人家族で、アメリカで暮らした時のことを思い出しました。

次にフワフワのスカートをはいた四、五歳の女の子がやって来て、通気口の上で踊り始めました。素敵な晩でした。

旅の間、小競り合いはあったものの、大げんかをすることはありませんでした。四十年が経過してもズレはまだ明らかに存在しているのですが、とがめだてをしなければならないほどには感じなくなっていました。これはお互いが相手のズレに鈍感になってしまったというよりも、寛容でいられるように、不思議に成長したのだと思います。四十年前の帰宅時とは違って、カミさんの一言も次の通りでした。

「あー、面白かった」

（2014年5月）

コツを伝授します

イヌ・ネコの医者をしている娘が、今日はチビを連れて浦安のディズニーランドへ行くそうです。彼女は日曜日に勤務があり、水曜日が休みなのです。

「お父さん、病院へ車で行くんだったら、途中のＪＲの駅まで私と里咲《りさ》を乗せてってくれないかしら。どこでもいいから」

「ああ、いいよ。八丁堀で電車に乗れば直通だろう。そこからは十分もかからないで病院へもどれるから、サービスしてあげるよ」

八丁堀まで私、娘、孫の三人で久しぶりのドライブをしました。と言っても三十分ほどの時間です。もう着きます。

「懐かしいわ。小学生の頃、この辺りの塾まで来てたよね」

「ああ、そうだった。勉強させられたよな。ご苦労様だった」

「いいえ、どういたしまして。お父さんも子どもの頃、勉強したでしょ」

「……。ああ、まあね。着いたよ。じゃあ、行ってらっしゃい。二人とも気をつけるんだよ」

送り出してから、私は午前中、考え込んでしまいました。

——子どもの頃、一生懸命に勉強したのだろうか——と。

町内に遊んでくれる友達が沢山いて、山や川、まわりの野原には魚や虫がいっぱいいて、漫画をはじめとして読むべき本に囲まれて、なかなか勉強に割り当てる時間を見つけるのが大変だったのです。ラジオやテレビの番組も、現在のように垂れ流し的ではなく、見てくれないと困るという気迫が伝わってくるようなものが多かった。少なくとも子どもの私には、そう思えました。なんとか宿題はやり終えて、学校へは行くものの家で自主的に勉強はしないという私が、いろいろな都合で、できあがっていきました。

それだから、娘の「勉強したでしょ」に曖昧にしか答えられなかったのだと、自分で変に納得してしまいました。

医学部に入って、一生の仕事として臨床医学を学び始めてからは本格的に努力をしましたが、それまでの期間は陸上競技の助走のようなものでした。

小学生の頃から、授業は比較的真面目に聞いていました。私なりに、この辺りが大事な所なんだということが自然と分かりました。でも、分かった所を何回も聞かされるのは嫌いで、退屈して、よそ見をしてばかりいるような子どもでした。通信簿のコメントに「集中力に欠ける。粘り強さが欲しい」と書かれ続けた理由です。

定期試験にどんな箇所がでるのかは、大体、予測ができました。中学を卒業する頃までは、それがほとんど完璧に当たりました。さすがに高校になると不得意科目では的中率が低下してきたものの、まだまだ睡眠時間を減らしてまで試験勉強をしなくても大丈夫でした。

小学校、中学校、高校で、もう少し綿密に網羅的な勉強をする訓練をしておけば良かったかなと思うことが、たまにあります。でも、そうしていたら、私にとって大事な雑学的な知識を獲得する時間が無くなっただろうと考えて、後悔はしないことにしました。

私が大学に行くまでに学んだ一番大切なことは、授業中に、先生が本当に分かって欲しいと思っていることは何なのかを的確に読みとることだったような気がします。ひょっとすると教育の原点というのは、そこいらにあるのかもしれません。私の受験のコツを子ども達に伝えるのはなかなか難しかったのですが、唯一、国語に関してだけは長男に伝授したことがあります。小学生の頃のことです。

「理科も社会も、算数だって、分かって欲しいことは日本語で書いてある。だから国語は、一番の基礎、つまりもとになるんだ」

「大体、国語の文章題というのは、出題者がどう答えてもらったら、一番気持ちが良いかをこちらがよく考えて答案を書くのがコツだ」

それ以来、彼は国語に苦労しなくなったようです。

先日、あいちホスピス研究会から頼まれて名古屋に行き、「こどものいのち　おとなのいのち」という題で話をしました。講演前の打ち合わせで、緩和ケアの先生と最近の研修医の資質が話題になりました。

「純粋に理系です、みたいな男の子や女の子が、やたら多くなってきて困っています。緩和ケアに入院している患者さん達と、話がうまく噛み合わないんですよ。言葉が通じない」

「国語が受験科目に無いと、そういう人達が増えますよね。古文、漢文は別にして現代文が不得意というのは、出題者の気持ちが分からないということですからね。つまり人の気持ちが」

私が言うと、純理系に困っているという、その先生は言いました。

「そうですよね。例の『いつやるか？　今でしょ』の林修先生も、国語に強くなるためには、人の気持ちを読めるようにならないとダメと言ってました」

予備校の先生は偉いものだと感心しました。ウチの子ども達は、大学受験で全員、予備校のお世話になっています。きっと、様々なコツを教えてくれるそれぞれの教科のエキスパートがおられ、助けられたのでしょう。

なんとか自分でコツを見つけて、国語が得意になった私はラッキーだったのかもしれません。数学はなんとか大丈夫でしたが、その親戚筋の物理がからっきしダメでした。物理が好きになるような熱っぽい授業をしてくれる先生がいれば良かったのにと、今でも残念です。

コツのようなものは、それを自分で見つけた人からの直伝が一番のような気がします。

話は急に変わりますが、私は小学三年ぐらいまでは毎晩オネショをしていました。中学生になるまで、時々の失敗はありました。これはマズイぞと思った私は、秘密裏に失敗した日と大丈夫だった日の比較をするようになりました。

もちろん、集中的にやった訳ではありません。散漫に続けて、ついに子どもながらにオネショ克服法を発見したのです。今ぐらいの図々しさがあったら、夏休みの自由研究に出して賞がもらえたかもしれません。それは、私が小児科医になってから教科書の中に見つけた「夜尿症の治療」と、ほとんど同じでした。

朝から昼過ぎまでは、どんなに沢山、水分をとっても良いが、夕方からは水気の多い食べ物を避けるのが、まず第一。次には夕食を食べ過ぎないこと、そして最も大切なのは、お風呂に入ってあたたまり、寝る前に必ず、もう一回、お手洗いに行くことでした。

オネショで困っている子が外来に来ると、私は自分が見つけたこれらのコツを伝授しました。すると、ほとんど全員が、この方法を自分で身につけ、オネショを克服していくのです。

勉強でも、生活習慣でも、子どもが「ちょっと、ここで困っている」という時に、周囲の大人は「同じような事柄で子どもの頃に悩んでいなかっただろうか」と胸に手をあてて考えてみて下さい。子どもだった自分が見つけたコツみたいなものが、悩める子ども達にとって大きなヒントになることがめずらしくないのです。

私も理系男子として働いて来ました。チームでの仕事が主流となり、今や一人でやれる仕事はほとんど無くなってきています。チーム内でコツを伝える為にも、人と人との密なコミュニケーションは絶対に必要なもので、その仲立ちをするのが言葉です。理系の才能を持つ子ども達にも、幼い時から国語の大切さを感じてもらって、得意科目にしてもらわないとまずい。近頃の理系の人々のニュースを見ながらつくづく思いました。

（2014年7月）

本と友達になる

先日、山形の実家で母から頼まれて、録画してあるテレビ番組のうち不要なものを消去していた時のことです。たまたまＮＨＫの『視点・論点』で詩人の小池昌代さんが、「吉野弘さんの詩を読む」というタイトルで話されているのが残っていて、見ました。

「一月十五日、詩人の吉野弘さんが肺炎のため、八十七歳でお亡くなりになりました」から始まり、代表作とも言える「夕焼け」を引用しながら、「詩はなんの役にも立たないと言われますが、吉野弘さんの詩は、心弱き人間が、それでも顔をあげて生きていかなければならないとき、そっとそばにきて支えてくれる。人間に必要な『詩』だと思うのです」と結んでおられます。とてもよくわかるお話でした。

私も吉野弘さんの「陽を浴びて」という詩が好きです。その詩がタイトルになっている詩集にサインしていただいた二十年も昔のことを、突然思い出しました。件の「夕焼け」は次のように始まります。

いつものことだが
電車は満員だった。
そして
いつものことだが
若者と娘が腰をおろし
としよりが立っていた。
うつむいていた娘が立って
としよりに席をゆずった。
そそくさととしよりが坐った。
礼も言わずにとしよりは次の駅で降りた。

次に席をゆずった二人目のお年寄りは、礼を言って降りていきました。そして、三人目のお年寄りが目の前に立ったのです。もう娘は席を譲りませんでした。詩は続きます。

固くなってうつむいて

娘はどこまで行ったろう。
やさしい心の持主は
いつでもどこでも
われにもあらず受難者となる。
何故って
やさしい心の持主は
他人のつらさを自分のつらさのように
感じるから。
やさしい心に責められながら
娘はどこまでゆけるだろう。
下唇を噛んで
つらい気持で
美しい夕焼けも見ないで。

小池さんも言っておられましたが、生きていかなければならない人への贈り物のような詩です。特にこの詩は、やさしい心を持った普通の人々を慰め、支えてくれます。

詩の他にも、エッセイや小説など沢山のジャンルの文芸があります。それらのうちの優れたものは、人が悲しい時、苦しい時、怒りにうちふるえる時、喜びの時に、傍らでそっと言葉と思いをプレゼントしてくれます。だからこそ、私の本棚には手離せない本が少しずつたまっていって、どうしようも無い状態になるのです。

詩集や短歌、俳句集は、一瞬にしてその価値を感じることができるものの、「これは私にとって大切な本」と直感しても、一読では、その理由がわからない評論集なども少なくありません。何回か、時間をかけて熟読してみて、ようやく著者の思いが伝わって来て、自分がしっかり支えてもらっているという実感を持つことが、時にあるものです。最近、そんな気持ちで折に触れて読んでいるのが、上田三四二《みよじ》さんの『この世《よ》　この生《せい》――西行・良寛《りょうかん》・明恵《みょうえ》・道元』（新潮文庫・平成八年刊）です。

著者は私より二まわりほど先輩の内科医、歌人、小説家、文芸評論家。平成元年に癌で亡くなられました。享年六十七。あとがきに代えて「地上一寸ということ」という文を寄せています。〈相変らず花を歌っている。私の気持ちからいえば歌わせてもらっている。今日も散歩に出て、みずひきの朱《あけ》を目にとめて帰ってきたところだ。そのようにして歌びとたる私の日は暮れてゆく〉。彼は二度の大患を経験し、かねて望んでいた隠遁の日々を送る中で、四人の僧について自分の思いを述べています。小児科医の私は、二章の「遊戯《ゆげ》良寛」に特に魅かれます。

著者は、先に引いた「地上一寸ということ」の中で、自然と触れ、歌を作るようやく訪れた閑かな日常について、〈この世に充満する修羅《しゅら》の現状にたいして、済まないような気持ちだ。数年まえまで、診療に従事して、直接世間とかかわりをもっていたその過去の自分自身にたいしてさえ、何か後ろめたい気がする〉と書き、良寛についても、世間に対して距離を置いて暮らすしかない「わが身の後ろめたさ」を中軸に据えて論じています。

私自身の中では、この私なりの後ろめたさの感覚は、仕事をするための根源的なエネルギーとして存在し続けて来たような気がします。詳しいことについては、次の機会に譲るとして、上田三四二さんのこの作品は、私の大切な話し相手になっています。そして、この作品の収録されているちっぽけな文庫本は、素敵な装幀の吉野弘さんの詩集と一緒に、私の本棚の特等席に収まっています。薄い小さな本の中で良寛の後ろめたさが論じられ、吉野弘さんの日常のやさしさがお洒落な作りの本の中に存在している。時間の流れとともに、それが一番相応しいと思えてくるのは不思議なことです。

ＰＣやタブレットで作品に触れるのと本の頁をめくるのは、私にとって、粉末のインスタントコーヒーと、お気に入りのコーヒーショップのマスターが心をこめて淹れてくれた挽きたてのコーヒーほどの差があります。文学作品は人と人とを結びつける大切なものです。今は居なくなられてしまった吉野弘さんとも、上田三四二さんとも話ができる大切な手段です。そして本は、その作品を書いた人間の存在をより強く感じさせるもののように思います。

「ものを書く」ということは、自分を表現することに他なりません。私自身について言えば、聖路加も顧問ということになり、いよいよ隠居の身になれると思った途端に、父の遺した診療所での仕事を本格的にやらざるを得なくなりました。実家のある山形（河北町谷地）と東京と半々の、余裕のない生活を送り、日常で感じたことなどを書かずにいられない自分に手を焼きながら、どこかで安心しています。

読書の秋です。これから生きている間に、ふっと話をしたくなるような友達を探しに、本屋さんに出かけてみてはいかがでしょう。

四、五日前のことです。週末、地方に講演に出かけることになり、招《よ》んでくれた友達に、私が今年の春に作ったエッセイ集『いつもこどものかたわらに』（白水社）をお土産に持って行こうと思いました。でも、あいにく手許にありません。途中で調達しようと、東京駅近くの大きな書店へ寄りました。おそるおそる在庫を確かめると「あります」との返事です。置かれている場所を聞いて、エスカレーターを乗りついで、人影もまばらな階へ。なんと医学書の売場に並んでいました。

この本は、内容だってタイトルだって医学書じゃないだろうと少し不満に思いました。でも、もう一度本を見たら、表紙のイラストが白衣の私らしき人物と子ども達でした。ちょっとがっかり。

生涯の友達になるような本との出会いは、分類を重視する大きな書店よりも、街角の小さな本屋さんにあるような気がしました。

（2014年9月）

炎のあたたかさ

母とゐて必ず雪の誕生日　喨々

二〇〇五年の一月二日の誕生日に作った俳句です。山形の在にある実家での年越、五十七歳だった私もあっという間に六十七歳になりました。今年も同じ感じのお正月でした。父は先年、他界しましたが、母はおかげ様で健在で、今年九十一歳になります。近くに住んでいる妹達が交替で手伝いに来てくれていますが、母はまだ細谷醫院の保険請求の事務、お炊事係等、家の中の仕事は達者にこなしています。

先日、亡くなった同級生のことなどをふっと思い出して、母に言いました。

「もし、オレが病気で先に逝くことになったりしたら電話ででもいいから、『こうなったからには仕方がないわ。一足遅れで行くからね』なんて言ってもらえたら、安心なんだけど」

すると母が切り返します。

「それはなにかい。私に先に逝けということかい」

母方の祖父は冷凍技術のエンジニアで、太平洋戦争直前の昭和十五年に横浜から仙台に転勤して、そのまま終戦を迎えました。母も転校させられて、女学校四、五年を仙台で過ごしました。その後、まだ戦地から復員もしていない父との縁談が持ち込まれ、昭和二十一年夏に帰って来たばかりの父と形ばかりの見合いをし、その年の秋に結婚ということになります。

農村の開業医の父を支え、また田舎の旧い家の嫁として舅・姑に仕える母の大変さは、幼い私にも十分伝わってきました。

お正月行事が一段落つくと、ようやく母の里帰りの日がやってきます。年に二度ほどの仙台行きが、母との数少ない旅の思い出です。

今は高速道路などもでき、車をとばせば一時間半ほどで着いてしまう仙台ですが、その頃は自家用の車など走っていない時代です。家からバスで奥羽線の神町《じんまち》駅まで行き、上りの列車に乗り羽前千歳《うぜんちとせ》で仙山線に乗り換えて仙台まで行きます。待ち合わせ時間も入れると半日がかりで、子どもの私にとっては、仙台は遠い遠いところでした。三、四日泊まって、また、同じ経路で家に戻ります。父が母の両親に挨拶をしがてら、迎えに来てくれることもありました。父が一緒の時には、バスがタクシーになり、三等車（普通車）が二等車（グリーン車）になります。乗物に弱かった私には、父が救いの神でした。

忘れられない大切な思い出があります。父と母と私とすぐ下の妹がいました。仙台からの帰りの二等車の向かい合わせの席です。フカフカの座席には、糊を効かせた真白な木綿のカバーが掛けてあります。仙台と山形の間には関山峠があり、雪がいっぱい積もります。暖房がよく効いていて車窓は水滴で曇っています。拭いてみると外はもう夕方で、列車は雪の壁の間を走っています。立石寺《りっしゃくじ》のある山寺駅に近付くと、人家の灯りがポツンポツンと見えてきます。雪に埋もれて、まるで「かまくら」の蝋燭の灯のように見える電灯のあたたかい光です。

母が誰にともなく言いました。

「きれいね。あの灯りの下にお父さんがいて、お母さんがいて、子ども達がいるのよ。不思議ね」

まだ私は就学前だったと思うので、母は二十代後半、一回り上の父は四十歳ぐらいだったでしょうか。今でも旅の途中で同じような風景を目にすると、あの日のことを思い出します。

火、灯は私の中で深く思い出とつながっています。火はそれほど人々の暮らしに身近で重要な存在だったのです。

焚火は冬の季語です。「垣根の垣根の曲がり角」で始まる巽聖歌《たつみせいか》作詞の「たきび」は、冬の歌の定番でした。町内の人が落葉を掃き集めては焚火をしていましたし、工事現場などの隅には必ず焚火があったものです。そして焚火の中にサツマイモやジャガイモがつっこんであったり、集まった子ども達は、おすそわけにあずかったりしました。しかし、今では防火や環境保全の観点などから禁止されるようになり、焚火好き、焼き芋好きとしては、寂しく思います。

実家の勝手口を入ると三和土《たたき》があり、大きな竈《かまど》があり、そこで薪を焚いてお湯を沸かし、飯釜でご飯を炊いていました。焚口から覗くと、中はゴウゴウ音を立てて薪が燃えています。焚口に並んだ薪の手前からは白い泡がブクブク出ていて、小さな私は飽きることがありませんでした。

祖父母の寝所だった離れと母屋の間に、味噌や漬物などの樽がいっぱい並んでいる小屋があり、その隣の薪小屋には、割られた薪がいつもきれいに積んでありました。父は「医者は手が大事」が口癖で、手肌がガサガサになるようなことには決して手を出しませんでしたから、夏から秋にかけて薪割りのおじさんが来て作業をしました。割られた薪の中からいろいろな種類の髪切虫が出てきます。まるで手品のように髪切虫を出してくれるのが

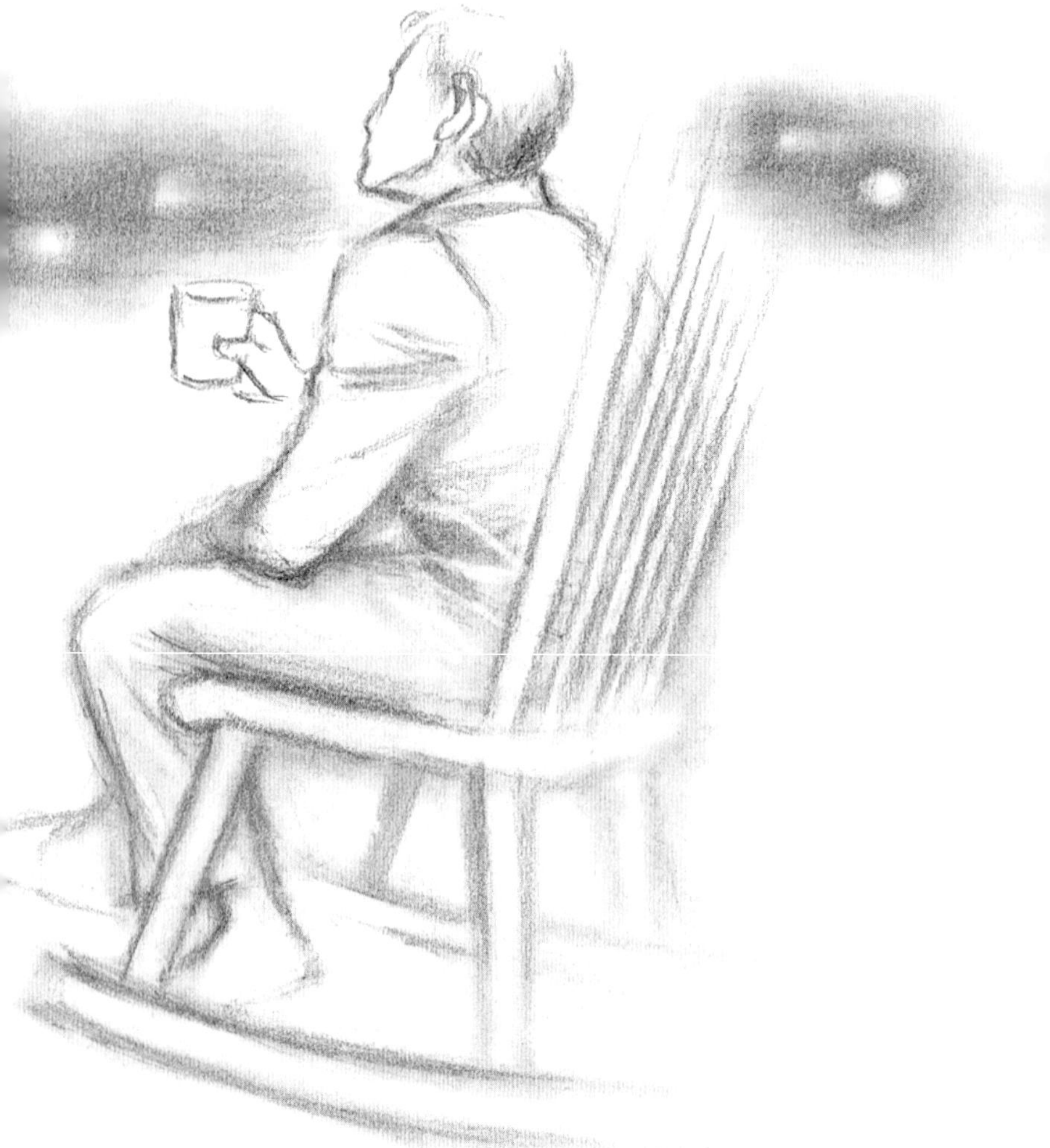

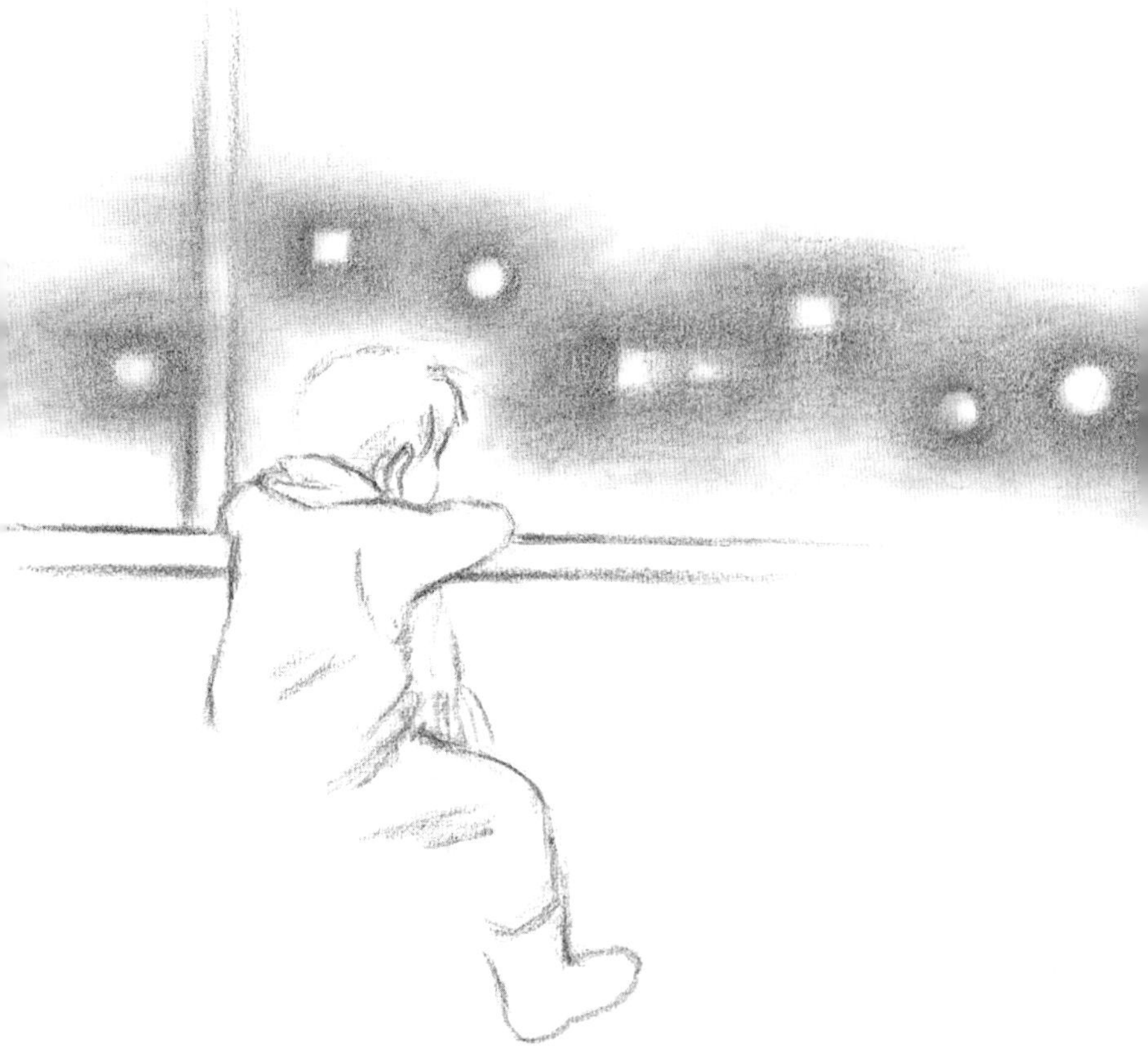

面白くて、そばに膝を抱えて座り込み、作業が終わるまで見ているのが大好きでした。焚口で燃やされている薪から髪切虫など出てくるわけはないのですが、白い泡の間から飛び出してくるのではないかという期待もあったのです。

焚火の話をもう一つ。昔々、山梨県の清里に聖ルカ診療所という聖路加国際病院の出店のような施設がありました。清里にキリスト教精神をもとにした新しい農村を作ろうという運動を始めたポール・ラッシュ博士が、聖路加の創始者ルドルフ・トイスラー博士に働きかけて農村医療の拠点にしようと考えて建てたものです。新しい農村運動は公益財団法人キープ協会に引き継がれて今も盛んに行われていますが、診療所はもう無くなり、自然学校という自然体験施設に姿を変えました。

道路が整備され、どの家にも自家用車があるような世の中になると、患者さんを市街地で開業している先生の医院や病院まで運ぶことが容易になり、聖ルカ診療所が重要性を失ってきました。閉じることが決まったあと、最後の日まで聖路加国際病院の各科が交代で留守番勤務をすることになり、私も一週間ほどお手伝いに行ったことがあります。三十年近くも前の年末でした。

清泉寮という素敵なホテルで食事を頂き、夜は森の中の小道を通って、富士山が真正面に見えるトイスラー・ハウスと呼ばれている病院の創始者が使っていた別荘に一人で泊まります。時々、屋根の上に木の実が落ちたり、小動物が駆け回る音以外にテレビなどの雑音は一切なく、全く静かな森の中の別荘には、大きな暖炉がありました。薪ストーブの類ではなく、ハリウッドの映画に出てくるような立派なマントルピースです。

焚火好きの私です。柴刈りの初体験でした。毎朝ジョギングを兼ねて山の中の道を走り回り、柴を刈り集めました。柴刈りの初体験でした。診療所での仕事を終え、オフシーズンで誰もいない静かな清泉寮のレストランでゆっくりディナーを楽しんでから、暖炉のある塒《ねぐら》に帰ります。

新聞紙に火を付け、柴を折って放り込みます。パチパチ音がし始めたら、持ち込んだウィスキーを取り出し水割りを作ります。ここには、なんとロッキングチェアまで置いてありました。

残念ながらiPodもiPadも無い時代です。ラジカセにCDをセットして静かに音楽を流します。

何のCDをかけたかは、すっかり忘れてしまいましたが、最高の「森のくらし」でした。クリスマスのキャロリングの聖歌隊のキャンドル、近くの八幡様の初詣の篝火、小正月の左義長*の焚火、この季節には特別な火、灯が次々に登場します。

左義長や行きかふ人に火の匂い　　暁々

心を静かにして、じっと炎を見つめていると、様々な記憶がよみがえってくるはずです。

（2015年1月）

＊小正月（一月十五日）に行われる火祭りの行事。どんと祭、さいと焼とも呼ばれる。民俗学的には門松や注連《しめ》飾りで迎えた歳神様《としがみさま》を、それらを焼いた炎と煙で見送るのだといわれている。

おそれいりますが
切手を
貼ってください

1 0 1 - 0 0 4 7

東京都千代田区内神田1-13-1-3F
暮しの手帖社 行

書 名 いつもいいことさがし 3		
ご住所 〒 ー 電話 ー ー		
お名前	年齢 歳 性別 女 ／ 男	
メールアドレス	ご職業	

アンケートにご協力ください

本書をどちらで購入されましたか。

・書店（　　　　　　　　　　　　　　　　　　　　　　　　　　）
・インターネット書店（　　　　　　　　　　　　　　　　　　　）
・その他（　　　　　　　　　　　　　　　　　　　　　　　　　）

本書の感想をお聞かせください。
（小社出版物などで紹介させていただく場合がございます）

雑誌『暮しの手帖』はお読みになっていますか。

・いつも読んでいる　・ときどき読む　・読んでいない

今後、読んでみたいテーマは何ですか。

ご協力ありがとうございました。

アンケートにお答えいただいた個人情報は、厳重に管理し、小社からのお知らせやお問い合わせの際のご連絡等の目的以外には一切使用いたしません。

インドに行きました

「俺、インドに行ってみたいんだけど、一緒に行かないか」

とカミさんに聞いたら、

「あーら、旅に誘ってもらえるなんて、はじめて。うれしいわ。でも混沌のインドは遠慮する」

と一蹴された話を昨年の初夏号に書きました。

しばらくして、私の友人で東大寺の福祉療育病院の院長をしている富和《とみわ》清隆《きよたか》先生から電話をもらいました。

「年内、東大寺の管長さんとその仲間でインド仏跡巡拝の旅へ行くんですけど、一緒にどうです。先生がインドへ行こうと奥さんに持ちかけたけど断られたって『暮しの手帖』に書いていた、とウチの娘が言っていたので連絡したんです」

こういうのを「渡りに舟」と言うのだろうと感心しきりの私は、

「是非、是非。連れてって下さい」

というわけで、必死にスケジュール調整をして、平成二十六年十一月二十一日から十二月一日までインドに行って来ました。もちろん、混沌が嫌いなカミさんは留守番です。

一日目は香港経由でデリーまで。待ち時間も入れると十六時間もかかってようやく到着。やっぱりインドは遠いのです。地図で見ると、彼の国は逆三角形をしていますが、デリーは、その上になっている底辺の真ん中あたりにあります。そこから東に向かった地域で、二千五百年ほど前にお釈迦様が活躍なさいました。

翌朝、七時にホテルを発ちデリー空港へ。そこから南東にあるラクナウまで飛行機で移動し、あとは貸切バスで釈迦ゆかりの聖地を巡るのです。誕生の地（ネパールのルンビニ）、成道《じょうどう》、つまり悟りを開かれた地（ブッダガヤ）、初めての説法〔初転法輪《しょてんぽうりん》〕の地（サールナート）、入滅〔涅槃《ねはん》〕の地（クシナガラ）等を巡拝するのですが、この移動距離が半端ではありません。毎日、二百キロ以上をバスに揺られて移動しました。一行四十名余り、私よりも年長の方も沢山いらっしゃって、皆、よく体調を保てたものだと今さらながら感心しています。素晴らしい旅でしたが、「行ってみたい」というモティベーション（気持ち）が無い人には、すすめられない場所です。カミさんには留守番をしてもらって正解でした。

一言で言えば、インドは「混沌」そのものでした。人口は世界第一位の中国（約十四億人）に次いで二位の十二億七千万人。どこへ行っても街は人であふれています。裸足で歩いている人も沢山いるし、旧式バスの屋根に大勢の人が乗って移動しているのも日常の風景。かと思うと、都会の高級ホテルの前にはベンツが何台も停車しています。

デリーの官庁街などを除けば、どの町もゴミだらけで、道端にはビニール袋やプラスチックの残骸が二層三層と積もっているのが現状です。バナナの樹が畑の端に並んでいます。その昔は、あの葉に包まれて物が売買されたのでしょう。その後に葉は捨てられて土に還ったはずです。今でも同じ感覚で、ビニール袋が捨てられているようです。

町中に野良犬と一緒に野良牛が歩き廻って、所かまわず糞を落としていきます。ヒンドゥー教では牛が神様のお使いとされていて、畑仕事に使えなくなった牛は食べられもせずに放たれる、というか捨てられるのです。因みに野良猫はいません。インド人のガイドに聞いてみたら、インドには猫を飼うという習慣が無いのだそうです。犬の糞は使い途が無いものの、牛糞は大事に拾い集められ天日で干され、燃料として売られています。

街の中の市場などで店を開いている肉屋さんなどは、汲み置きのバケツの水ですべての仕事をしています。生きている鶏、山羊が売られていて、お客が手伝って、それをお肉にして買っていく光景を見かけました。楽しそうに仲間と遊んでいた山羊が押さえ込まれて首を切られ、逆さに吊るされ、皮を剝がれてお肉になるまで、あっという間の出来事でした。お肉は、大きなバケツの中でジャブジャブ洗われ、ビニール袋に入れられて、お客に渡されます。

田舎でもホテルなら水道が引かれているものの、旅行者は絶対に飲まないようにと注意され、シャワーを浴びる時にも下を向いてと言われたぐらい。上水道がそんな具合だから、お手洗いは、もっと大変です。一日中、バスに乗っているのですが、日本の長距離バスのようにトイレなどは付いていません。男性は道端で並んで、立小便をしますが、女性の場合、場所を探すのがなかなか大変です。

食べ物は火を通した物だけを食べ、水もペットボトルのミネラルウォーターを飲んでいれば大丈夫なのですが、生命の危険を感じたのは毎日のバスでの移動でした。インドの交通事情はひどいものです。道路は大体、舗装していたのが壊れてしまったデコボコ道。センターラインはほとんど見えない、見えていても何かの飾りぐらいにしかドライバーは考えていません。対面通行、片側一車線でも、道いっぱいに三台で並んで走ります。もちろん向こうからも三台で走ってくるのですが、すれ違いざまに一列になって、対向車が来ないとみると、また三台並走するのです。大きな穴がいっぱい開いている道を排気ガス規制どこ吹く風のトラック、バス、乗用車が文字通り疾走するのですから、これはすごい。シートベルトをしないでいたら、天井に頭をぶつけるのは確実です。

大気汚染は中国の専売特許と思っていたら大間違い。乾期で毎日晴天なのに、ヒマラヤはＰＭ２・５の霞のかなたで見えないし、夜の星もまばらな有様なのです。これは排気ガスと十二億七千万人の炊事の煙などによるのでしょう。マスク嫌いの私も、さすがに持参したマスクをかけました。

紀元前五百年頃に、この地でお釈迦様が生まれ、ヒンドゥー教の文化の中で修行をなさっているうちに、悟りを開かれ仏教の歴史が始まりました。しかし千五百年ほどでインドから仏教はほぼ消滅しました。インドにはいまだにカースト制が存在し続けています。この地の文化に適合するヒンドゥー教が、生き残ったということなのかもしれません。

仏跡は世界遺産として大切に保存されているものの、釈迦ゆかりの地、インドの東北部は、インドの中でも貧しい地域です。世界遺産の周辺には、観光客を目当てに多くの物乞いが集まります。泥だらけの裸足の子ども、死にそうな赤ちゃんを抱いた若い母親、そして明らかに病を抱えた年寄りもいます。観光を終えた私達は、何十人もの物乞いの間をぬってバスに駆け込み、次の目的地に向かいます。インド人のガイドは、

「絶対に金品を与えないで下さい。大騒ぎになって収拾がつかなくなりますから」

と注意を繰り返します。

インドとネパールの国境の雑踏を、渋滞でノロノロ運転のバスの中から眺めていました。

歩いて国境を越える人達に群がる物乞いの人達の、その向こうの広場に一人の女の子が倒れているのが見えました。ほんの一瞬ですが、見たような気がしたのです。バスは走りだし、広場は見えなくなりました。

インドの幹線道路の上には、紛れもなく現代の時間が流れています。しかし、その道端から奥の時間は私達の「物差し」では測ることのできないもののように感じました。時間だけではなく空間も言葉で表現することができない。こちらの感覚が根こそぎ壊されるほどの衝撃でした。また、こんな時間の中で、ゆっくり様々なことを考えてみたいと思いました。

（2015年3月）

時の流れに思う

昭和三十八年、県立山形東高校に入った年の冬から山形市に下宿をすることになりました。たかだか家から三十キロメートルほどの距離ですから、バスと汽車を乗り継いでの通学で頑張れないことはなかったと思うのですが、その頃の交通事情は現在とは比較にならない程に悪かった。それに加えて、多くの若者が親元を離れることに限りない憧れを持っていたという時代背景もあっての一人暮らしでした。三年間を山形市で過ごし、その後の大学生活は仙台。医学部六年を終えて上京し、東京での生活が現在まで続いています。ふるさと東北を離れてからいつの間にか四十三年もの月日が経ちました。

思へば遠く来たもんだ
十二の冬のあの夕べ
港の空に鳴り響いた

汽笛の湯気は今いづこ

（中原中也「頑是ない歌」より）

などを思い浮かべ時の流れについてぼんやり考えていた頃に、衝撃的な出会いがありました。

奈良、東大寺総合文化センターの中にある金鐘《きんしょう》ホールで、「奈良親子レスパイトハウス」主催の公開シンポジウムが行われた日。仕掛け人は、前回のこの欄でインドに一緒に行ったことを書いた、東大寺福祉療育病院という重症心身障害を持つ子ども達の施設の院長をしている富和清隆先生です。聖路加の小児科で、私がチーフレジデント（研修医のリーダー）をしている時にフレッシュマンとして彼が就職してきました。それ以来のつき合いです。

私は小児がん、彼は小児神経と異なる分野へ進みましたが、それなりに交流は続いてきました。結局、医師としての最終ラウンドに至り、難病や重い障害を持っている子とその家族に、生きている日々を楽しんでもらおうという「子どもホスピス」運動で、また同志として協力することになったのです。東大寺での会は温かいとても素敵なものでした。

シンポジストとして私の隣の席におられたのが考古学者の深澤芳樹《ふかさわよしき》さんです。ボランティアとして富和院長の活動を支えてくれています。「奈良親子レスパイトハウス」に泊まる親子のために、東大寺境内の詳細なイラストマップを研究者仲間の博物学的知識を総動員して作ってくれました。富和先生は深澤さんの京都大学能楽部（農学部ではなく観世会）の後輩にあたるのだとか。大学で考古学を学び、奈良国立文化財研究所（現・独立行政法人国立文化財機構奈良文化財研究所）で働かれ、副所長をなさって一昨年に退職され、現在は奈文研客員研究員と天理大学客員教授をしておられます。日本考古学、特に弥生時代がご専門だそうです。

　何千年も前のことを昨日のことのように話されるのに圧倒されながら、その面白さに傍らを離れることが出来ずに、一日を過ごしました。時間のことを考えていた時だったので、よりショッキングだったのです。

　とても貴重な話を沢山うかがえたので、お礼の手紙と私の雑文集を一冊お送りしたら、殆ど行き違いのタイミングで深澤さんからも郵便が届きました。お便りには初対面なのに豊かで楽しく、心遊ぶ時間だったと書かれており、「私のように十年、百年、あるいは千年、さらには一万年を単位にして、考える癖がついてしまった人間には、先生方のように生身の人間と一日、いや一時間一分一秒を共に生きていらっしゃる姿には驚かされ、心から敬意を感じています」とありました。それ以上に私には考古学者の千年、万年単位で物を考える姿勢が新鮮に感じられたのです。

東大寺境内の博物学的散策マップの中に実をつけた植物の絵が描かれ、「この辺りにイヌザンショウが自生」とメモしてある箇所がありました。何でわざわざ「イヌザンショウ」なのだろうと思ったのですが、会が終わった後の打ち上げの席で、その謎が解けました。それは明かりについての話からでした。日本で灯明皿に油を注いで布きれを灯心にし始めたのは飛鳥時代からで、当時の貴族は胡麻油を使っていました。天皇も普段は胡麻油を用いておられたけれども、旧暦十一月の鎮魂祭においてだけ槾椒油《まんしょうゆ》が使われたという古い記録がある。その槾椒油というのがイヌザンショウの実から搾られたものらしいのです。なるほど、考古学者として日本列島に自生していたこの植物に特別の思い入れがあるんだなと納得しました。

胡麻油は、当時食用にも使われたのですよねと聞くと深澤さんは、富和先生に、「先生、ふつう皆が『団喜《だんき》』って呼ぶ油で揚げたお菓子が京都にありますよね」。

二人の話によると、それは巾着状のドーナツ。商品名は度忘れしたが、遣唐使が日本に伝えたもので、胡麻油で揚げてあるという。是非名前を知りたいと思った私は、その場で携帯を使って友人に聞いてみました。日本コナモン協会（粉を使った料理の発掘と普及に努める会）の会長をしている熊谷真菜《くまがいまな》さんです。その結果、たちどころに「清浄歓喜団《せいじょうかんきだん》」というもので月のうち決まった日にしか製造されない唐菓子、八坂神社のそばのお菓子屋さんが精進潔斎《しょうじんけっさい》してから作るという答えが返って来ました。考古学者もすごいけど、コナモン協会会長も大したものだと思いました。唯一製造している「亀屋清永《かめやきよなが》」という和菓子屋さんのホームページには「略してお団と言い、遠く奈良時代、遣唐使により我国に伝えられた」とありました。

そのうち、お団を頬張りながら万葉集を読んでみたいものです。お菓子も歌も相乗効果で素晴らしい味わいになることでしょう。

奈良時代の人々の時間とは、一体どんな早さで流れていたのか。そもそも『日本書紀』天智天皇十年四月二十五日〈グレゴリオ暦六七一年六月十日〉に〈漏剋《ろこく》を新《あたら》しき台《うてな》に置《お》く。始《はじ》めて候時《とき》を打《う》つ。鐘鼓《かねつづみ》を動《とどろか》す〉（岩波文庫版）との記載があるようです。「漏剋」とは水時計のこと。「時の記念日」が六月十日なのは、この故事から来ていることをご存知の方は多いはずです。でも日の出から次の日の出までを、どのような長さとして当時の人が感じていたのだろうかと思うのです。

地球上に情報網が張りめぐらされ、常に世界中のニュースが入って来るといった現代のめまぐるしさの中にいる私達です。大昔の、長閑《のどか》な時間の流れは、どんなものだったのかを想像するだけで肩の力が抜けるような気がします。もっとも今のような豊かさと便利さに慣れてしまった人間には、そのような時間と空間の中に長いこと身を置くこと自体が苦痛に感じられてしまうかもしれません。

天智天皇の時代から鎌倉時代へと七百年程の時が経った頃、『徒然草』の中で吉田兼好は次のように述べています（七段）。

〈――前略――人の命が常住不断のものであったならば、物のあわれというものもありそうもない。人の世は無常なのがけっこうなのである。

生命《いのち》のあるものを見るのに人間ほど長いのはない。――中略――よくよく一年を暮らしてみただけでも、このうえもなく、悠《ゆう》久である！

飽かず惜しいと思ったら千年を過ごしたところで一夜の夢の心地であろう。――後略〉

（佐藤春夫訳）

それから、また七百年近くが経って、私達の時間が流れています。時の流れる感覚も考古学的見地から見ると、なかなかに面白い。ちなみに「時の記念日」は一九二〇年に東京天文台（現・国立天文台）と生活改善同盟会が「時間をきちんと守り、欧米並みに生活の改善・合理化を図ろう」と制定したものだそうです。

（2015年5月）

半世紀ぶりの鬼の霍乱

『広辞苑』で「歳時記」の項をみると〈①一年のうち、そのおりおりの自然・人事百般の事を記した書。歳事記。②俳諧で季語を分類して解説や例句をつけた書。俳諧歳時記〉とあります。通常、単に歳時記というと俳句の歳時記を指すことが多いようです。

私は中学生の頃、父から「日本人の昔からの暮らしのミニ百科辞典のようなものだから」といって一冊の歳時記をもらいました。今、携帯している電子辞書にも他のたくさんの辞書と一緒に三種類の歳時記が入っています。

その中のひとつ『角川俳句大歳時記』は春夏秋冬と新年の五巻に分かれた特に詳しいものですが、病気に関する季語の多くは私が解説をつけています。夏の巻での割り当ては「汗」「日焼」「昼寝」「外寝」「寝冷え」「赤痢」「夏の風邪」「暑気中り《あた》」「水中り《あた》」「夏痩《やせ》」「日射病」「汗疹《あせも》」「水虫」等々でした。中に「霍乱《かくらん》」という珍しい季語が、ひとつ。〈漢方で用いられてきた病名。激しく吐き、下痢もひどく、身もだえして手足をバタバタさせるほどの苦しさがあるとされる。「吐き下し」ともいう。短時間のうちに死に至るものもあったようなので、今日のコレラや食中毒、加えて日射病の重症型などを含包していたものと思われる。「鬼の霍乱」とは、めったに病気にならない人が（体調を崩し）具合が悪くなった時に自嘲的、揶揄《やゆ》的に使用される慣用句。（細谷喨々）〉としました。俳句の中に用いられれば夏の季語とされますが、日常的には「あの人が寝込むなんて、鬼の霍乱だね」などと季節を問わずに使われるのはご承知の通りです。

もうそろそろ夏が来る春の終わりの頃のことです。木曜の朝、一便の山形行に乗るために東京の家を六時半に車で出発、羽田空港に向かいました。

前日は池袋にある立教小学校の春の健康診断があり、一日がかりでした。終わって何か身体が重く、夕方からの中、高等学校の新任の先生達との懇親会は失礼させてもらって帰宅し、軽く夕食をすませ早めに床に就きました。少々、寒気がしたものですから一応、体温も測ってみましたが、平熱です。私はなかなか病気などにならない人なのです。小児科医になって四十三年間、手術室、無菌室、その他、義務的にマスクをしなければならない場合を除いては、「嫌いだから」を理由にマスクをせずに仕事をして来ました。それで、ただの一度も風邪をもらったことがないというのが自慢だったのです。

ところが、朝になっても変なだるさが続き、背中の筋肉が痛いし、まだ寒気もあります。

依然として熱はないものの、羽田に着く頃には頭も痛くなって来ました。駐車場から出発ゲートまで歩くのが億劫でたまりません。木曜の山形での外来は、患者さんの大方が、死んだ父が診ていた年配の方達なので、小児科医の私としては、どうも勝手が違って、毎週、この日の足取りは決して軽くはないのですが、それにしてもこれはただごとではありません。乾いた咳が少し出るものの、喉も痛くなく、鼻が出るわけでもありません。繰り返しになりますが、大体、風邪などもらわない人なのです。

どうしたんだろうと思いながら山形空港に到着。「おいしい山形空港に着陸いたしました」とのアナウンスを聞きながら、いつもは何ともなく聞き流すのに、なんで「おいしい」なんだと妙に引っかかるのも普通と違うと思いました。頭の奥のほうがギシギシいっています。

車で十分余りで実家に着きます。茶の間で母と一緒にお茶をのんでから外来に移動します。背中の痛さは、ますます激しくなっていますが体温は、三十六度しかありません。なんとか午前中の外来が終了。母屋に戻ると母が「お昼ごはんはどうするか」と聞いて来ます。いつもなら、こちらから食べたいものをリクエストするのに、食欲はまったくありません。こんな時期なのに、午前の外来にまだインフルエンザの患者さんが、二人もいました。もう一度、検温してみます。すると驚いたことに三十八度七分。ほぼ半世紀ぶりの高熱です。お昼休みで誰もいなくなった外来で、自分で綿棒を鼻の奥に突っ込んで、迅速診断キットを使って検査をします。アッという間にきれいな陽性を示すラインが出現しました。A型インフルエンザ、これこそ「鬼の霍乱」です。もうどうしようもありません。午後の外来を休診にして、薬棚から抗インフルエンザ薬「リレンザ」を取り出して初体験の吸入、熱さましも服用します。

　私の母は今年のお誕生日で満九十一歳になります。こんな危険なプレゼントをあげるわけにはいきません。いつも母の様子をみてくれている妹に頼んで二階の部屋に布団を敷いてもらい、私は自主的に隔離されました。何も食べたくないものの喉は妙に渇くので麦茶、スポーツドリンク、リンゴジュースのペットボトルを枕許に並べ、籠城の態勢は万全です。それから一晩が大変でした。頭はボーッとするし、眠たいし、ただひたすら水分を摂っては睡り続けました。しかし、翌朝には熱も下がり、すっかり元気。これには自分でもびっくりしました。まだまだ丈夫だと思いました。

　昨年の十二月に、雑誌のインタビューで横浜けいゆう病院小児科におられるインフルエンザのスペシャリスト、菅谷《すがや》憲夫《のりお》先生が今季のインフルエンザは流行の始まりが早かったこと、それに加えてウイルスが「A香港型」なので、これからがとても心配と言っていたのを思い出しました。昨シーズンに流行したA型のブタインフルエンザ（H1N1）と違ってA香港型（H3N2）は長く生きてきた人（六十歳以上）だからといって一定の免疫があるとは限らないのです。今頃になって納得しても仕方がないなと思いながら、その日は過ごしました。

A香港型ウイルスは、時に応じてその性質を微妙に変え（変異）、ワクチン製造の途中でも、変異が起こることはよく知られています。そのため、私達人間も免疫を得るのが難しいのです。それでも、我が国の今シーズンのワクチンは、六割ほどの予防効果であったとの報告があります。頻繁に変異を繰り返すA香港型では、予防注射をしてから半年ほども経ってしまうと、ワクチンの効果がなくなってしまうのです。実感でした。

ウイルスの強さに原因を求めておしまいにすれば、霍乱を起こした鬼のプライドは傷つかないで済むのですが、それではやっぱりフェアとは言えません。鬼の側、つまり私の敗因も考えてみましょう。ウイルスに対しての免疫感知能力は年齢が上になれば、経験の数に比例してある年齢まで上がるのでしょうが、その反応の速さや免疫物質の生産能力はある年齢から低下して来ます。

具体的に、今回の経験から感じたのは、第一に私の免疫感知能力がプラトー（上昇した後の水平状態）に達したのは社会人になった二十四、五歳の頃だったのだろうということ。沢山の感染症の子ども達と日常、濃厚に接触していても、それをもらうことはありませんでした。そしてもうひとつ、六十五歳を過ぎて七十歳が見え始めたら、いくら丈夫な人でも感染防御の機能が落ち始めるのだということでした。

さらにこちらの反省点としては、いつまでも無敵だと思って少々脇が甘かったことがあげられます。子ども達だけを診ていた時には頻繁にやっていたうがいや、ペットボトルのお茶を飲んで喉をきれいにしておくという身体へのケアも、大人も診る勝手の違う外来の状況から幾分おろそかになっていた向きもあったのです。

私もついに養生、摂生を心がけなければならない年齢に達したのを深く思わされた、まことに貴重な霍乱体験でありました。

（2015年7月）

刈り上げと豊かな餅文化

私の田舎の山形では、お盆の行事は月遅れの八月十三日から十六日に行われます。当然、盆踊りも東京のそれより一月遅くなるわけですが、今年の八月十五日の盂蘭盆《うらぼん》の日は、旧暦ではまだ七月二日、空のお月様は三日月よりも、まだ頼りない二日月《ふつかづき》。旧暦で暮らしていた時代の人々は満月の下で盆踊りを楽しめたのにと、少しうらやましく思ったりもしました。今年のお盆はまるまる田舎で過ごし、十三日と十六日にお墓参りにお寺へ行きました。

私の家のお墓の向かい側に細谷の総本家のお墓があります。その本家の四代目がなかなか風流な人で、長男に家督を譲って隠居する際に、最上川の船の往来が望めるからという理由で道を隔てた場所に庵を構えたのだとか。そして、その隠居所に次男が分家して住むようになり、私の家が始まったと過去帳にあります。それが享保十一（一七二六）年で、本家のご隠居の没年が宝暦四（一七五四）年、私のご先祖様が亡くなったのが明和四（一七六七）年と記録してあります。私の家の墓に眠っている一番古い仏様は、その明和四年九月二十九日に死んだ戒勇院。この人は、父であるご隠居の風流の血を受けて俳句をやったらしく辞世の句を残し、なんと墓の側面にそれが刻んであります。

田も畑も我も仕《し》まひや夢の秋

旧暦の九月二十九日は、今年のカレンダーを見てみると十一月十日です。この頃になると田ンぼも畑もすべての作業が終わり、あとは冬を待つばかりになります。もう初冬のこの日に自分もあの世へ行くことになった。終わったばかりの収穫の秋が夢のように思われるという句だと思います。二百五十年ほども昔の田舎の俳句ですから何ほどのこともない句なのですが、この命日、九月二十九日が今回のトピックスと結びついてくるのです。

ふるさと、山形県村山地方では旧暦の九月二十九日は「刈り上げの餅」を搗《つ》く特別な日なのです。歳時記を開けてみると初冬の季語として「刈上餅」が載せてあり、〈稲刈りを終えたあとの収穫の祝いのこと。地域によって日程ややり方は異なるが、新穀で餅をつくところが多い。無事に取り入れのできた祝いに、餅を田神に供え、近隣にも配る。一年を通しての農作業のうちで最も嬉しい日である〉（『角川俳句大歳時記』）と解説してあります。

晩秋の部に「秋収め」とか「田仕舞」という行事も記してあり、それに続いての祝宴と言えます。

私の家では、旧暦の九月二十九日には仏壇にご先祖様自筆の辞世の句の短冊のお軸を掛けて、「刈上餅」をお供えします。

山形では年中行事に餅はつきものなのですが、特にお正月の餅と刈り上げの餅は東西の横綱のような感じで大切にされてきました。お正月の餅は、もちろん、お雑煮から始まりますが、刈り上げの餅はまず納豆餅。地元の大粒の納豆に、これも地元のダシ醤油を加えて大丼にたっぷり準備しておきます。そこに搗きたてのお餅を、まだ熱いうちに水で濡らした両手で引っぱり、右手の親指と人さし指で作った輪でちぎり取って落とします。充分に納豆を絡めて銘々の深皿に盛り、その上に鰹節と葱などの薬味をのせ、大根おろしの絞り汁（通称シボリ）をかけていただきます。

お正月にもお雑煮の次に出てくるのが、この納豆餅です。お正月には薬味として柚子も登場します。その他に胡桃餅、あんこ餅、ごま餅、きなこ餅、ぬた餅、なんば餅等、様々な餅が季節に合わせて行事ごとに供されます。胡桃餅、ごま餅はそれぞれ軽く炒った胡桃、ごまを擂鉢《すりばち》で擂り、それに砂糖と少量の塩、醤油を加えたものに搗きたての餅をちぎって絡めたもの。ぬた餅は米沢でじんだん餅、仙台ではずんだ餅とよばれ、茹でた枝豆の甘皮をむいて擂りつぶしたものを砂糖、塩で味つけして、あんこ餅と同様に料理します。なんば餅は大人用、唐辛子味のくずあんをかけただけのシンプルながらおいしいお餅です。

これがずらーっと並んだら2、3個ずつ食べても満腹になってしまうだろうと思われるかも知れませんが、私が子どもの頃は、周囲の大人で「あの人は一升餅を食う」と言われている人が結構いたものなのです（餅1升は約2kg）。中には三升の餅をたいらげた豪傑もいたという話を聞いたことがあります。大食いの極意は、胃袋が餅で一杯になったと感じる前に飲み込んでしまうことらしく、ふるさとの町内には「餅飲み」を継承する保存会が現存しています。今ではなかなか一升餅を飲む人はいなくなったようです。母から、「食べ（飲み）終えたあとが大変で、そんな人達は柱によりかかって唸っていたよ」という話を聞いたことがあります。

父は農村の開業医でしたから、家の裏に近所のオジさんが面倒をみてくれている屋敷畑があるだけで田ンぼはありませんでした。でも、小学校も中学校も実習田を持っていて、田植えも稲刈りも経験しました。そして収穫のあとは学校の餅搗き大会が盛大に行われたものです。

一茶の俳句に

ぼた餅の来《く》べき空なり初時雨

というのがあります。私の俳句の仲間の櫂未知子《かいみちこ》さんが『食の一句』（ふらんす堂）の中で〈食べ物の句の多い一茶の作品中でも、これはまた不思議な句。いや、ヘンな句と断言しても良い〉と書いていますが、農村の開業医の息子として育った私には一茶の気持ちが良くわかるような気がします。

子どもの頃、薬料とよばれた医療費は、すべてつけで勘定され、盆暮れの二回、出入りのオジさんが集金にまわっていました。払えない家は、ある時払いの催促なしだったもので、そんな患家からは、よく野菜やお餅が届きました。母が空を見ながら「あら、雨ね。今日はお餅が届きそうな日ね」などと呟くと、決まって、それが届けられたものです。雨の日には外仕事ができないこともあるのでしょうが、それほど頻繁に餅が搗かれていたともいえます。

一年の始まりは元日の餅。これは搗きたてで食べる他に伸《の》し餅にします。東京の伸し餅は薄く伸して長方形の切り餅にするようですが、山形では琺瑯《ほうろう》引きのバット（長方形の深皿）にモチ粉をまいて、そこに搗きたての餅を流し入れて厚みのある伸し餅を作ります。丁度良い固さになった頃に、マグロのお刺身を作るように「さく」に切り、さらにそれを切り餅にします。

旧暦の一月十五日は「田楽の日」で豆腐の田楽を食べるのですが、この日には当然、お餅の田楽も柚子味噌や胡桃味噌を付けて作られます。

田植えの終わった日は早苗饗《さなぶり》とも大田植《おおたうえ》ともよばれ、田植えの手伝いをしてくれた人を招いて餅を搗き大振舞いをしました。家々で一緒にならぬように日をずらして、お互いに招きあうという慣わしがあったようですが、現在では田植えも機械化されて、あまり行われなくなってしまいました。

土用をのり切るのにも鰻ではなく餅が搗かれます。シソの葉で柏餅の如くに包まれた餅が届いたものです。これは葉を付けたまま焼いて甘い味噌を付けて食べた記憶があります。

お餅についての思い出が多いのも山形で生まれ育ったからなのかもしれません。四十年ほど前にアメリカで暮らした時にも電気餅つき機を引越し荷物に入れて持って行きました。もう亡くなってしまったアメリカ時代の恩師、ストウ先生は日系二世で、ご両親のご出身は福島でしたので、餅ができあがるのをとても面白がられ、喜んで食べてくださいました。

田舎の歳の市で、病棟の子ども達用にと買っておいた小ぶりの臼を、夏休みに車で運んだのも、餅に関わる大事な思い出です。

（2015年9月）

「不殺生」を心の中に

冬に向かって日没が日毎に早くなり、十二月の冬至の日まで、どんどん日中の時間が短くなります。私がまだ小さかった頃、母が「夕暮れが早くなるのは嫌だわね。心細くなっちゃうから」と言っていたのを、ふっと思い出しました。横浜育ちの母にとっては、間もなく降り出すであろう雪に閉じ込められる日々が続く、寒くて暗い山形の冬の予感があったのでしょう。私自身はと言えば、すっきりした秋からしんとした冬への移り変わりの時期を好もしく思います。難しい本を読んでいても「なるほどね」と共感できたりします。比較的、頭が冴える時節と言えるのかもしれません。

今年は戦後七十年にあたる年でしたから、戦後生まれの私も「戦争と平和」について様々な本を読み、いろいろな文章を書き、久しぶりにデモにも参加しました。その中で心に残った言葉がありました。誰が言っていたのかは忘れてしまいましたが、「先の戦争で最も辛い思いをしたのは明治三十五年から大正十五年までの四半世紀に生まれた人達だ」

というのです。私の両親もきっちりこの定義にあてはまります。そして不思議なことに、このところ読んで「なるほどね」と思ってしまう本の著者も、この時代に生まれている人が多いのです。

先日、古本屋で小児科医の大先輩、松田道雄先生の『われらいかに死すべきか』という本を見つけました。暮しの手帖社から昭和四十六年に出された箱入りの素敵な本です。装本は花森安治とあります。表紙にとびきり大きな字で「われらいかに死すべきか」と二行に分けて書いてあります。電車の中で読むのにはちょっと気恥ずかしいのでブックカバーをかけました。その本の「ひとりごとノート あとがきにかえて」に〈十回つづけて、何とかについてというのをかきました。ほっとしています。もともと、この何とかについてという話は『暮しの手帖』の花森さんの注文だったのです。——中略——『暮しの手帖』はながいご縁で、十年もかかせてもらっています。年賀状にも、『暮しの手帖』でいつも読んでいますという添え書きをいただくことが多くなりました〉と松田先生は書いていま す。

松田道雄先生は一九〇八年生まれ。聖路加の日野原重明先生が一九一一年の生まれですから、ほぼ同年代のお医者です。残念ながら松田先生は九十歳を目前に一九九八年に亡くなられました。亡くなられる前に岩波書店から『安楽に死にたい』という本を出しておられます。これは同じ岩波書店の『図書』という月刊雑誌にのせた「お医者はわかってくれない」他の文章をもとに構成されています。その『図書』を読んで私は松田先生にお便りを書きました。二十年ほども昔のことです。「私はまだ四十代なので、お書きになられているように死ぬのが近づいた気配をいつも感じながら暮らしておられるという先生の思いを自分の身に引きつけて感じることはまだ難しいのですが、八十歳になったら、そう考えるだろうなという予感のようなものはあります」といった内容でした。

しばらくして先生のお手紙付きで『安楽に死にたい』が送られて来ました。〈本の38ページのファンレターを下さったあなたに感謝してお送りします〉とあり、38ページには〈お医者からはファンレターは一通しかきませんでした〉と書いてありました。私は丁度、その頃から、ずっと『暮しの手帖』に書かせていただいています。今の私と同じ年の頃に松田先生が書かれた『われらいかに死すべきか』に古本屋で出会うというのも不思議なご縁だと思いながら読みました。確かに「何とかについて」の十章からなっています。「何とか」の内訳は恋愛、夫婦、共ばたらき、親子、一夫一婦、育児、教育、道徳、健康、晩年です。どれも興味深く、子どもの「いのち」の傍らで長い間仕事をして来た者同士が語りあっているような気持ちになれる、とても楽しい本です。

例えば健康について。〈「健康法」というものがある。だが、私はそういうものに、きわめて懐疑的である。人間の身体はひとりひとりちがう〉。ここの個所は是非、「ああいう運動をしろ」だの「こういうサプリメントがいい」だのとうるさいうちのカミさんに読ませたいと思いましたし、〈「長寿法」をきいて、そのとおり実行している老人がいたら、それはそれとして、一種の信仰とみるべきだ。そんなことをやっても、あなたとあの人とは体質がちがいますよ、などといって、やめさせるのはよろしくない。日本の人間は信仰の自由を憲法によって保証されている〉のところでは思わず笑ってしまいました。

実際に話ができたらどれほど話がはずむだろうかと思ったのは「道徳」の章です。〈道徳とは何かと開きなおってきかれると、学者達の不満をかわぬようにこたえることはむずかしいが、人間を善にかりたてる内部的な圧力とでもいえようか〉〈善が何であるかを知らない子どもでも、よい人を感じることはできる。善についての思想があって、それをおこなうことで善人ができるのでない。善人が先にいて、それから善の思想がつくられたのだ。すべての人間が生まれつき善か悪かは問題だ。しかし、生まれつき善良な人がいることはまちがいない。恥ずかしがりやで、ひかえめで、骨身を惜しまないで、人を疑うことをしないで、偏愛をもたない人物、そういう人はたしかにいる〉

まったくその通りと思ってしまいます。しかし現実の社会を動かしているのは、そういう善の人々ではないということが、今年は特に骨身に沁みました。一万年以上前に人類は農業を始め、それを基本に文明を築き豊かさを自分の感覚としました。悪人もあらわれ、人々の心もいやしくなり、世の中も穏やかではなくなります。善が滅び、悪が栄えてしまうという感覚を人間が持つようになった故に、善とは何か、悪とは何かについて考えるリーダー的存在が出現したということは容易に想像できます。

歴史家によれば、その時期は紀元前五世紀頃のこととされています。釈迦、孔子、ソクラテス、少し遅れてキリストなどが活躍、善、悪について考えをめぐらせました。

私自身は真面目な仏教徒の両親に育てられ、キリスト教（聖公会）の精神に支えられている病院で四十年以上も仕事をして来ました。松田先生的に言うところの、悪から離れ善に近づこうとする内部圧力は、私の場合、仏教的、キリスト教的道徳観に基盤を置いていると言えます。二つの宗教ともに一番の戒めは「殺すな」ということ。聖書にあるのは「汝、殺すなかれ」。これは人間を殺すことについて戒めた言葉と思われますが、お釈迦様の対象は生きもの全般にもっと広汎になります。

〈「かれらもわたしと同様であり、わたしもかれらと同様である」と思って、わが身に引きくらべて生きとし生きるものを殺してはならぬ。また他人をして殺させてはならぬ〉

この不殺生戒は、幼い頃から私の心の中に深く沁み込んでいたものだと思います。でも本当に「不殺生」の大切さを自覚できたのは小学生になってからでした。「いのち」と関わる仕事についた私にとって「殺してはならぬ」は一番重要な戒めであり続けています。そして、今年、つくづく考えたのは「他人をして殺させてはならぬ」という言葉の重要性でした。『われらいかに死すべきか』の中に〈権力者が、新規の大事業をやろうとするときは、こういう人民によくわかる共通目標を最高の善として宣伝することが多い。――中略――国の独立がおびやかされているから、国をつよくしなければいけないなどというのは、わかりやすい共通目標である〉とあるのが印象的でした。

（2015年11月）

生命の息吹と晩年

私の生まれて育った山形県西村山郡谷地町（現在の河北町谷地）というのは、その地名からも推し量ることができるように、最上川沿いの農村で水田での稲作に適した土地でした。両隣とも稲作農家で大家族、どちらにも牛小屋があり農作業に使われる大きな牛がつながれていました。家の裏は、一キロほどむこうに見える最上川の堤防まで一面の水田が広がり、灌漑用の小川が縦横に流れていました。そこが子ども達の遊び場で、魚とりや虫とりには恰好の場所だったのです。

秋に水を落とし稲刈りが終わった田ンぼは、大量の雪に覆われて冬を越します。春になると、まず、一番の田仕事は畔塗《くろぬり》（畔塗《あぜぬり》とも）です。雪解水《ゆきげみず》がまだ残っているうちに去年の畦の表面を平鍬《ひらぐわ》で削り取り、鍬で新しい粘りのある土をたっぷりと塗りながら強く叩き、しっかりした畦を作ります。田ンぼの漏水と肥料の流出を防ぎ、農作業に耐える頑丈な畦道ができあがると、次には、牛や馬が活躍し犂《すき》を引いて土を粗く起こします。それをさらに鍬で細かくうなうなどして田植えの為の準備が進められます。耕した田に水を張り、耕土と肥料を混ぜて完全に泥状にする代掻《しろか》きという作業が終わると、田はきれいに平らになり、水が張られ、いつでも田植えができる状態になります。それが、私の子どもの頃の五月の風景でした。

今ではすっかり農作業も機械化が進み、懐かしい田仕事も見られなくなりました。加えて水田の宅地化が進み、実家の裏から見える景色もすっかり変わってしまいました。

この時期になると決まって思い出す懐かしい食べ物があります。田植えの日に畦道で食べた小昼《こびる》（間食）のおにぎりです。

私は、父が診ていた遠縁にあたるチョビ髭のおじいさんの家に、お習字を教えてもらいに通っていました。小学校に入って間もなくの頃でした。その人は、高校の校長を退職してから畑や田ンぼの仕事、釣りをしながら悠々自適の暮らしをしていました。父が頼んでくれたらしく生徒は私だけ。日曜の午前中に二、三年間教えてもらいました。

お邪魔すると、まずおばあさんがお茶とお菓子を出してくれて、それから、お勝手口から出て、小さな川にかかっている橋を渡ったところに建っている、離れ風のお蔵の教室に向かいます。墨のすり方、筆の持ち方から教わりました。

そのお習字の先生の田ンぼの田植えの日が日曜日だったら、必ず「遊びにおいで」と呼んでくれたのです。田植えには、近所の人がたくさん手伝いに来ます。小学生、それも低学年ですから何の手伝いにもならないのですが、田植えの様子が面白いのに加えて、畦道まで運ばれてくる各種おにぎりがとても魅力的で、喜んで出かけていきました。今ではコンビニに行けば、ツナマヨとかゴマ風味焼肉等々、食べたことのないようなおにぎりがいっぱい並んでいますが、当時の家庭のおにぎりの具材の定番は梅干、いいとこおかかまで。ところが、小昼のおにぎりの中身は、ぜいたくに筋子、鮭、たら子等々、現在のコンビニおにぎりぐらいの豊富なバリエーションでした。きな粉まぶしのデザート風のおにぎりまでありました。岡持ちにきれいに並んだおにぎりは、忘れられないおいしさでした。

畦道での小昼はお天気の好い日だけでしたから、当日の朝、目が覚めて雨だったりするとひどくがっかりしました。基本的に子どもは雨が嫌いです。

植田《うえた》にしとしと雨が降ったりするのを気持よく思えるようになったのは、大人になってからでした。

いつからか雨の日が好き梅焼酎　　喨々

という私自身の句があるくらいです。梅焼酎は夏の季語、梅酒のことです。

生命の息吹きを強く感じるこの時期に「晩年」を考えてしまうのは不思議です。長年の子ども達の「いのち」の傍での仕事を後進に託し、子どもだけではなく、内科医の父が生前に診察していた、私よりも年長の患者さんとも直接に向きあうようになったのが一つの理由です。もう一つの理由は、ある医療系の雑誌から「私の死生学・死生観――医療者から医療者へ、そして患者へ――」という連載企画への寄稿を頼まれたから。

人間は年を重ね老齢にいたったら、次の時代を背負ってくれる若い世代に希望を託して消えて行くべきだという思いが、昔から深いところにありました。私は六〇年安保で日本が大揺れに揺れた時に中学生、七〇年安保で大学が大荒れだった時に大学の四年生でした。

私自身は政治的とはとてもいえない位置にいたものの、それでも大学首脳部の保守的な大学運営には、多くの学生達と同じく批判的でした。医学部の卒業時に小児科を選択したのも、年配の人を長生きさせるよりも、小さな生命に寄りそいたいとの思いが優っていたのです。私達の子ども時代はまだ戦後の貧しさが尾を引いていたものの、大勢の仲間がいて自然は豊かで、それなりに楽しいものだったからです。

生きたいと思っているのに生きることがかなわない子を、手を尽くして家族と一緒に世話をして見送り、その後もしばらく悲しみを共有する、という仕事をキャリアの初期からやってきた私の死生観は、どこか歪んでいるのかもしれないと思うことがあります。

告白すると、大人の患者さん、特に自分よりも年長の患者さんに対しては、心からの共感を持って世話することができないのです。私は自分が過ごしてきた子どもの時間の中に、その子とその家族を重ね合わせて診療を続けてきました。いまさら、その方法を大きく変えるのには不器用すぎる私がいるのです。

以前にも引用させていただいた小児科医の大先輩、松田道雄先生が書かれた『われらいかに死すべきか』という本、その最終章「晩年について」を読んで、小児科医が年を重ねて辿りつくところが、ほとんど同じ地点であることに気づいて少し安心しました。

この章は次のような文章で始まります。

〈晩年とは死とむきあう年である。それは本人の心がまえにかんするもので、生理的年齢とは無関係である〉

ここでいう死とは自分の死です。

次に〈晩年を老年期にむかえるのが、世の常ではあるが、老いてむかえる晩年には陥《かん》穽《せい》*がある。それは老衰による人格の崩壊が、老衰そのものによって、崩壊と感じられなくなることである〉と述べ、〈晩年にたいしては、まだ知的な能力が十分にのこっているときから、準備をしなければならない〉とすすめています。また、〈死とむきあうのが晩年だから、年をとっても死の接近を感じない人は晩年の意識がない。晩年の意識は愉快なものではないから、自分は長生きをするという確信によって、それからのがれるのも、ひとつの方法である。不老長寿の薬や、健康法が人々に珍重されるのは、そのためである〉とも。

私達団塊の世代は戦争で荒廃したわが国に元気な産声を届け、疲れ果てた世の中に「まだ、我々はやれる」という希望をプレゼントしたという実績を持っています。

そしてもうじき七十年が経過します。団塊の世代も、男性はあと十年余りで平均寿命に行きついてしまいます。「死を忘れよう」とする風潮の時代にあえて異論を唱え、これからの日本人が「深く生きた」と大満足して死ぬことができるようにするのも、私達の役割なのかもしれないと考えています。

（原題：生命が息吹く季節　２０１６年5月）

＊落とし穴

故郷の訛り

故郷で診察をしながら子ども達と話していて、標準語が方言を駆逐している現状をひしひしと感じます。もともと、この山形村山地方の発音は、いわゆるズーズー弁で母音から訛っていました。「あ」「い」「う」「え」「お」と濁点なのに加えて、子音も濁って「か」が「が」と発音されることで独特の響きを持ちます。

今年の十月で九十二歳になる私の母は嫁いで来て七十年、土地の言葉を使って暮らしていますが、私からみるとどうしても本物の感じがしません。訛り方がうまくないからです。

母の方言いまだにあやし雛祭　嘵々

という私の俳句がありますが、横浜育ちの母にとって、母音まで濁るのは生半可な学習では難しいと思われます。

私が育った昭和二十年代から三十年代、東北の小さな農村のお嫁さんはほとんど近隣から来ていましたので、次の世代にも訛りや方言は容易に引き継がれていました。その中で私の耳も鍛えられ、母の方言のぎこちなさに敏感に反応したのです。今でもそれは続いています。

ところが今や、診察室に子どもを連れてくる若いお母さんの半分ほどは、東北以外の所で生まれ育った人達です。話す言葉もいわゆる標準語です。徳川幕府から明治新政府に変わった時に、多様な方言を使う人々がうまく意思を伝え合えるように工夫されたのが標準語の始まりとも聞かされてきましたが、まさに、それを今、私の診察室で実感しています。

私は四人兄妹の長男で、男の子は私だけ、医者になったのも私だけでした。父は戦争のせいで、かなりの晩婚でした。私が小児科医として人並みに外来の子ども達の診察ができるようになって、休みを使って父の外来を手伝いに定期的に通うようになったのは、三十年前のことです。その時、父は七十五歳でした。十五年ほどの間、祖父の代から使った古い医院建築の中で一緒に仕事をしました。百年の風雪でいたんだ建築を新しくしたのを機に、父は現役を退き、三年ほどして他界しました。父と同じ診察室で働いていた頃、私にとって実家での仕事は、本物の山形弁を聞き、そして話すことのできるまたとない機会でした。それくらい方言が、まだ生き残っていたのです。しかし、ここ十年くらいのうちに、冒頭に書いたような標準語の浸透、方言の衰退が急速に進んで来ました。この土地で育ったものとしては少し淋しく思います。

何故、故郷で方言が姿を消しつつあるのか。先に他の地域の人達との結婚その他の混じり合いをあげましたが、もうひとつには教育の問題があります。私達の町で育った団塊の世代の高校への進学率は、当時の全国平均七〇%よりも明らかに低かったのです。私達を中学校で教えた先生達は、学力的には高校に進学させたいのに経済的にそれができない子を、集団就職列車に乗せて東京や川崎などに送った辛い思い出をいっぱい抱えていました。その結果、ある先生などは中学の卒業文集の中に「贈る言葉」として「訛りを一刻でも早く消して都会の子達に馬鹿にされないように」との一文を書いたくらいです。そのような教育者の思いも、長い時間をかけ、ボクシングで言うならボディブローのようにじわじわと効いて来ているようです。

かなり広い地域で使われていたのだなと最近思った東北の方言に「がおる」があります。これはもともと、病気や労働で疲れて弱くなり立ち直るのに大変な状態になった時に口にする言葉なのですが、試験で失敗した友達に「そだいにがおんなズー」などとも使える便利なものです。先日、福島の帰還困難区域の方が「がおらねーで、がんばんべな」とテレビの画面から仲間へのメッセージを伝えたあと、「くじけないで、がんばろう」と通訳しているのを聞いてなるほどと思いました。様々の標準語に訳すことができるような言葉が、方言の中には多いのかもしれません。どんな人がどんな表情で言うかによって意味合いが大きく変化する言葉は、標準語には向かないはずと納得しました。

現在、公式には標準語という言い方はしないらしく、ＮＨＫなどでも「共通語」と言いかえられています。

東京の方言にも「共通語」にならなかったものがたくさんあったように思います。私は中学生の頃に三代目の桂三木助の落語「芝浜」をラジオ中継で聞き、その江戸弁に不思議な憧れを感じました。その後、高校、大学の頃は上京する度に、当時の終着駅だった上野駅の近くにある鈴本演芸場に通い、志ん生、先代の文楽、先代の金馬が話す東京弁、江戸弁をとても真似できない良いものと思って聞いたものです。

それは私が同じ頃に本格的に嵌《はま》った俳句でも同様でした。私がこれだと思ったのは久保田万太郎の句、そして芥川龍之介の句でした。二人とも江戸ッ子で久保田は浅草、芥川は築地明石町の生まれです。勿論、二人の出身地を知ってから俳句がいいと思ったのではないのです。江戸弁の匂いが俳句からしてきませんか。

初午や煮しめてうまき焼豆腐　　万太郎

叱られて目をつぶる猫春隣
神田川祭の中をながれけり
木枯や東京の日のありどころ　　龍之介
水洟《みずばな》や鼻の先だけ暮れ残る

明治二十二年生まれの万太郎の第一句集『道芝』の序文を、明治二十五年生まれで府立三中（現両国高校）の後輩でもある龍之介が書いています。そこで彼は万太郎の句を「東京の生んだ『歎《なげ》かひ』の発句」と評しているのです。この万太郎の詠嘆を東北の片田舎の高校生の私がなんとなく「いーね！」と受けとめたことが、今から考えるととても不思議です。

そしてできることなら、こんな人達の弟子になってみたいと思い、探しもとめて出会ったのが私の俳句の唯一の先生、石川桂郎《けいろう》でした。桂郎先生が江戸ッ子で「芝浜」の桂三木助と同じく床屋さんだったというのも、私の青春でもあった太宰治と同年の明治四十二年生まれで、一緒にお酒を飲んだことがあるというのにもゾクッとしました。万太郎からも可愛がられたようです。桂郎先生は芥川に似た風貌だったのです。

下駄に唾四萬六千日の宵　　桂郎

仲見世の裏行く癖も十二月

豆腐屋のこぼせる水や野分あと

「新しい履物は夕方におろすんじゃない」

というのは私の父なども言っていたことでした。どうしても仕方なくという時には竈の煤をつけたりして履きおろしたものです。浅草の鬼灯《ほおずき》市にでかけるのに新調した下駄に唾をつけて魔除けにしてから履いた、というのがちょっと分かりにくいかもしれない一句目の意味。

桂郎先生の、句誌『風土』に大学二年の時に投句を始め、東京での句会に出席してみると同世代の仲間が何人かいて、とても心強く思ったのを懐かしく思い出します。島谷征良《せいろう》は広島、吉田木魂《こだま》と私は東北の出身でしたが三人とも桂郎先生の「東京の詠嘆」が好きで集まったのです。みんな故郷の訛りの中で育ったからこその江戸ッ子好きでした。弟子にしてもらって八年足らずで、桂郎先生は聖路加国際病院で食道癌のために亡くなりました。六十六歳でした。地方出身の江戸ッ子三人は途方にくれ、国文学が専門だった征良を中心に小さな同人誌『一葦《いちゐ》』を作りました。それから四十年、木魂が死に、征良も脳梗塞に倒れ、私も桂郎先生の亡くなられた年齢を越えてしまいました。今、故郷の診察日が増えるにつれ、方言が無くなって行くということは、言いかえれば「東京の生んだ『歎かひ』の発句」に対する共感を持ちにくい人ばかりになってしまうのだと考えるようになりました。

私も少し方言の復活に頑張ってみようかなと思ったりしています。

（原題：故郷の訛りの響き　2016年7月）

暗闇の光に魅せられて

まもなく十月です。『角川俳句大歳時記』には、〈体育の日前後から天候が安定し、高く澄んだ空を渡り鳥が飛来する。稲刈りをはじめとした収穫の季節であり、運動会、茸狩、秋祭などの行楽の好期でもある。下旬ともなると秋は深まり、山では紅葉が始まる。庭には菊が香り、夜長の読書も楽しいが、夜寒に驚く時もある〉とあります。

旅に出たいと思いました。それも心を解き放つことができるようなところへ。

オーロラが見たいと昔から思っていました。アメリカの学会へ行く時に北極回りの飛行機の中からそれらしきものを見たことがあります。窓のシェードは閉まっていて機内も暗く、ほとんどの人が寝ている時間でした。

私もうとうとしながらシェードを少しだけ押し上げた時に、遠くの方に緑色の夕焼けのようなものが見えたのです。キャビンアテンダントにでも確かめればよかったのですが、そうしないまま光は消えてしまいました。そのうちに是非、地上から本物のオーロラを見たいものです。定年になったら自由に休むことのできる日常が待っていると思って楽しみにしていたのですが、見込みが甘かったようです。

優雅に暮らす友人が、私のことを「聖路加の時は東奔西走だと思っていたが、山形で仕事するようになってからは移動距離が半端じゃなくなって南船北馬」とからかいました。

忙しい暮らしの中にこそ、オーロラはまだ無理でも、月に憧れた西行が詠んだ

ゆくへなく月に心のすみすみて果てはいかにかならむとすらむ*

の歌のような不安と恍惚の入りまじった、不思議な気持ちになれる景色と出会える旅が必要だと思うのです。そのような瞬間は滅多に訪れるものではありません。でも、それが一年か二年に一度だとしても効果は絶大です。思い出すだけでも「生まれて来てよかったな」と思うことができるからです。

幸いなことに、今年もそんな旅の思い出がありました。六月中旬の金曜日、朝早目に愛車プリウスを駆って中央高速を通り、甲府を抜けて北杜市清里にある清泉寮へ。距離にして約百七十キロ、二時間半ほどのドライブです。午後一時からの公益財団法人キープ協会の評議員会に出席しました。この団体、この清里という土地は、聖路加国際病院と以前か

ら深い関わりがあります。その日はなんとしても出席しなければいけない会議でした。

そして終了後、またハンドルを握り、夕方の山口宇部空港行きの飛行機に乗るべく羽田に向かいました。東奔西走、南船北馬と揶揄されるのも仕方ないと我ながら思います。ここからが今年一番の旅の話です。

私が俳句の指導をしている会が二つあります。ひとつは病院関係の句会、もうひとつは詩人、音楽家、編集者などが集まる「螻蛄《けら》の会」。この「螻蛄の会」の弟子の元締は詩人の工藤直子さん。渋谷の居酒屋での句会は始まって五年が経ちますが、それより十五年も前から工藤さんがシンガーソングライターの新沢《しんざわ》としひこさん、ヴァイオリニストの斎藤ネコさんを誘って、版画家の保手濱孝《ほてはまたかし》さんの住む山口県防府で毎年「のはらうた」をテーマにファミリーコンサートをやっていたのだとか。二十年もの月日が経ち、このあたりで一区切りをつけたいと言うのです。週末に「いつかまたねっコンサート」をやるから「おいでよ」と誘われていました。あいにくと仕事があって去年は参加できなかったのですが、今までに二度ほど行っていて、いっぺんは防府で句会をやったこともありました。

今回は「いつかまたねっ」のキャッチコピーにやられたのと、一昨年に出会った忘れられない景色にもう一度会えるかもしれないという期待で、なんとか夕方の飛行機をつかまえたのです。

お目当ては防府から一時間ほど車で走った山奥の螢。一昨年、私が余りに感激したのを見て、保手濱さんと仲間が今年も連れていってくれました。一昨年も同じように九時頃だったと思うのですが、あの夜は新月の晩で真ッ暗でした。その時に作った私の俳句をご披露します。

奥山のそのまた先の螢沢

山と山の間を川が流れています。川幅は河原もふくめると二、三十メートルはあるのかもしれません。満天の星空なのですが、星明りだけなので沢の瀬音が聞こえるものの、どこまでが河原なのか、少し上の道にいる私にはわかりません。星の数ほどの螢が飛んでいました。

星空へ山を浮かべる螢かな

星の光と螢の明滅する光が作る紗《しゃ》の幕を通して、むこう岸の山が浮かび上がります。見上げると北斗七星がすぐそこに光っています。

北辰の柄の先を行く螢かな
峻線や千の螢と万の星

私が立っている道のすぐ後ろにはこちら側の山がせまって来ています。

雑木山に搦《から》めとられし螢かな

暗さに目が慣れてくると河原に生えている葦でしょうか、背の高い草と灌木の間から川の流れがキラキラ光るのが見えます。少し下流は淀んでいる所もあるらしく黒々と見えています。闇の濃い所と薄い所がまるでパズルのように組み合わされています。水の表面近くを飛ぶ螢火が平らな川面に映って見えました。

水影とからまりあひし螢の火

数人の仲間もそれぞれが息をのんで螢をながめているようです。人の気配も消え、一人で特別な場所に迷い込んでしまったような気分です。

どこまでがこの世あの世の螢かな

螢はこの世のものだから私があの世まで来ているのかもしれない。それならば

どこまでがあの世この世の螢かな

と詠むべきなのでしょう。それはそれは不思議な気分でした。

そして、今年も沢山の螢が飛んでいました。前回と違うのは、もうじき満月になる十三夜のお月様が耿々《こうこう》と輝いていること。それでも螢はしっかりと光っています。このあたりの螢は大型のゲンジボタル。私が子どもの頃に、裏の田ンぼから庭に迷い込むように飛んで来たのは小型のヘイケボタルでした。余り強くない、揺れるような光を発しながら、群れることなくスーッと飛んで来て草むらの中で静かに光ります。ゲンジボタルは先の私の句でもご紹介したように、飛びながら派手に光ります。比較的広い谷間でもこの世ならぬ光景を作りだしてくれるのはこのためです。かつて見たことのない豪華絢爛の螢の乱舞に

私が我を忘れてしまったのは、そんな理由があったのです。

ヘイケボタルは現在、激減しているのだそうで、地味なヘイケボタルに懐かしさを感じてしまいます。発生の時期はゲンジボタルが先で、次にヘイケボタルの順です。秋めいてきてから見かけるのはヘイケボタルになっているらしい。自死した芥川龍之介を悼んで飯田蛇笏《だこつ》が詠んだ有名な句があります。

たましひのたとへば秋のほたるかな

淋しい感じが強調されるのは冷ややかな大気のせいばかりではなく、幽かな揺れる光を発して飛ぶヘイケボタルだからなのでしょう。秋の螢は「病螢《やみほたる》」とも呼ばれます。

螢火に溺れたことで、これだけ「心のすみすみて果てはいかにかならむとすらむ」の状態になる私です。本物のオーロラが飾る大空の下に立ったら、一体どうなることやら。怖いぐらいに楽しみです。

「いつかまたねっ」のコンサートも楽しくて、そしてちょっぴりしんみりして、とてもよかったことは言うまでもありません。

（原題：心惹かれる暗闇の光　2016年9月）

＊どこへ行くとも知れず、ただ月を眺めていると、心は澄みに澄んであこがれゆき、やがて身を離れてついにはどうなってしまうのであろうか。訳：『学研全訳古語辞典』

オスラーの匂い

ＮＨＫテレビの朝の連続ドラマ、通称「朝ドラ」の『とと姉ちゃん』を毎日楽しく見ました。あれはお話で史実どおりではないとは言うものの『暮しの手帖』とそれに関わった人々がモチーフになっています。寄稿している者の一人としては興味深く、関連することを調べてみたりもしました。

その結果、この雑誌はほぼ私と同い年であることを知りました。もうじき満六十九歳、数え年ではもう七十歳です。人ならいわゆる古稀を迎える年です。「古来稀《まれ》なり」というぐらいですから、昔なら「ご長寿！」とか言われて、それだけで何か大事業をなしとげたように自慢もできたのでしょう。現代の日本国は死亡者の六割ほどが八十歳を超す時代になってきて、七十歳ぐらいで大きな顔はできません。でも入れ替わりの激しい雑誌業界の中で、終戦後に創刊されて今も元気なのはすごいと思います。

そんなことを編集のＴさんとの打ち合わせの中で話したら、あとで送られてきたメモに

「この連載が始まったのは一九九七年一月二十五日発売の三世紀六十六号ですから、この号でちょうど二十年になります」とありました。

七十年のうち四十五年は小児科医として働き、そのうちの二十年はこつこつとこのエッセイを書き続けたということです。四十五年でも二十年でも経過してしまえば、あっという間だったような気がします。

先日、病院の廊下で「細谷先生ですよね」と、私よりも少し年配の女の方に声をかけられました。「今年、四十三歳になる長女をここで産んだ時の赤ちゃん部屋の担当が先生だったんですよ」「あー、そうですか。こんなにおじいさんになってるのによく分かりましたね」「忘れられない思い出があるんです……。その子が尿の検査が必要になって、看護婦さんから採尿用のバッグをペタンと貼られて、出るまで抱っこしててねって言われたんですよ。なかなか出なくて……。そこに先生が来られたの。『くたびれるね、お母さん』なんて言って。『おシッコを出させる名人だから、ちょっと抱っこさせてみてね』って、それで先生がたて抱きにしたら、すぐウチの子がおシッコしたの。驚いたわ。もう覚えてないですよね」

残念ながら覚えていませんでした。お母さんが疲れてしまうくらい長い時間、頑張って抱っこしているのを見かけて、そろそろの頃合かと考え、そんなふうに言ったのだと思います。ありそうなことだと思いながら、四十年以上前の自分を懐かしく感じました。

ご長寿の代表、日野原重明先生は今年百五歳（なんと満年齢で）になられました。その日野原先生から頼まれて、日本オスラー協会の今年の年次総会で講演をすることになりました。ウィリアム・オスラーという人は一八四九年にカナダで生まれた内科医です。カナダのマギル大学医学部を卒業、母校をはじめペンシルベニア大学、ジョンズ・ホプキンス大学、オックスフォード大学で教授を歴任した、内科学の最高のレジェンドです。医学教育への大きな貢献でもよく知られていて、レジデント（病院に住み込みの研修医）制度の産みの親と言われています。オスラーが亡くなってから、もうじき百年が経ちます。しかし今でも日野原先生をはじめ、私の少し上の世代までの臨床医にとって、オスラーはレジェンドを超えて神様的な存在なのです。彼は数々の名言を医学生への講演の中に残しています。そして、それは私が聖路加で研修医をしていた時にもアメリカで臨床のフェローとして働いていた時にも、指導医を通じ、こちらに伝わっていたということを、今回、オスラーの著書を読んでみてあらためて実感しました。彼が生きたのは近代医学の黎明期、抗生物質の登場まではもう四半世紀ほども待たなければなりませんでした。オスラーがレジェンドとなった最大の原因は彼の人間力だったようです。

彼が医学生達への人生指針として伝えたのは以下の四カ条。第一は沈着と平静、第二は系統的に考えることを習慣にすること、第三はとにかく徹底して行うこと、第四は謙遜の徳を持つことでした。加えて「今日のことを精一杯やり、明日のことを思いわずらうな」との聖書の教えも強調されています。

今回の私の講義タイトルは「オスラーの匂い」。私が直接に指導を受けた先輩達の中に感じた「オスラーの匂い」とでも言うべきものを探してみようと思いました。

オスラーの著書の中に『平静の心』という、医学生や看護師、開業医に対して行った講演をまとめたものがあります。読みながら不思議に懐かしい気持ちになりました。

何故なのだろうと二、三日考えてやっと答えにたどりつきました。なんと十四世紀、鎌倉時代末期に『徒然草』を書いた吉田兼好のテーストが、オスラーに近いのです。

オスラーは一生忙しく働いた医師、兼好は遁世《とんせい》し暇をもてあましていた歌人、随筆家です。この二人は全然違う時代と環境に生きながら、宗教を根底に持った教養人として、かなり似通った人生観を持っていたということが面白かったのです。

兼好法師は沈着と平静について第百九段の「高名《かうみやう》の木のぼり」の中で、木のぼりの名人に〈あやまちは、安き所になりて、必ず仕《つかまつ》る事に候《そうろふ》〉[＊1]という言葉を吐かせています。

また第二百四十三段に「仏はいかなるもの」というタイトルで、〈八つになりし年、父に問ひていはく、「仏はいかなるものにか候ふらん」といふ。父がいはく、「仏には人の成《な》りたるなり」と。また問ふ、「人は何として仏には成り候ふやらん」と。……〉と次々に父を問いつめた幼少期の自分のことを書いています。幼い息子に生意気を言われたことを嬉しそうに語る父親の親馬鹿ぶりを面白がりながら、同時に系統だてて物事を考えることの重要性も。徹底して行うことについては第百五十段に〈その人、道のおきて正しく、これを重くして放埒《はうらつ》せざれば、世のはかせにて、万人の師となる事、諸道かはるべからず〉とあります。謙遜の徳は第百六十七段に〈人としては、善にほこらず、物と争はざるを徳とす〉の一文の中で、良識をそなえた人間は自分の長所を鼻にかけず、誰とも争わないのが美点なのだと述べています。謙虚であれば、常に自分の欠陥を補おうとする努力を失うこともないから、より高い境地にまで進んでいけるだろうという考察は、オスラーが聞いたら大喜びしそうな意見です。

オスラーが日常よく友人に語った二つの持論は、講演会で話された場合には物議をかもすことがしばしばあったようです。それは人が四十歳を過ぎると世界をゆるがすような立派な仕事はできなくなるということがまず一つ。二つ目の持論は、六十歳の峠を越すと、人は駄目になるというものでした。彼によれば皆が驚くような生気のある輝かしい業績はほとんど二十五歳から四十歳までの、エネルギーにあふれた時期になされたもの。だからこそ、しっかり一日を大切にしようということだったと思われます。医学教育者としての生涯を三期に分け、二十五歳までが勉学、四十歳までが研究、六十歳までが教えるのにふさわしい時期であると説きました。そしてどの世界でも六十歳を過ぎたら身をひくことこそが最良の道であるとしたのです。これはまさしく『徒然草』の有名な第七段の〈長くとも、四十《よそぢ》に足らぬほどにて死なんこそ、めやすかるべけれ[*2]〉に匹敵します。

そんなことを様々に言いながら、二人とも七十年ほどの寿命をまっとうしているのです。〈人、死を憎まば、生《しょう》を愛すべし。存命の喜び、日々に楽しまざらんや〉——第九十三段

（2016年11月）

＊1　安全なところほど気がゆるんでけがをする
＊2　無難であろう

楽しめる居場所づくり

小児集中治療ワークショップに講師で招《よ》ばれ、「子どもとどう向き合うか」という演題で話をしました。私の話の内容は演題通り、小児科医の経験に基づく一般論です。ＩＣＵと呼ばれる集中治療室で、ギリギリの生命の際で踏みこたえている子ども達のために、日夜奮闘しているプロフェッショナル達に果たして役立つのだろうかと思いながらもお引き受けしました。今回のテーマの「原点回帰」に惹かれたからです。副題は「ひとりでも多くの子どもを救いたい」。これは小児科医の究極の目標です。

新生児医療の専門医も、小児がんの専門医も、小児感染症の専門医も、すべての領域の小児科医が「ひとりでも多くの子どもを救いたい」と思って仕事をしているのです。そんな小児科医の頑張りが少しずつ実を結び、救われる生命は確実に増えてきました。しかし一方では、助かったがゆえに重い障害を抱えて生きていかなければならない、そんな子ども達を小児科医が生みだし続けていることも忘れてはなりません。

第一線を後輩に譲ったあとの小児科医の大事な仕事のひとつは、「重い病気や障害を持つ子どもと家族が、こころの底から楽しめてゆっくりできる居場所を確保すること」だと、私が考えているのはそのためです。

同じように思い行動してくれる仲間のおかげで、様々なスタイルの施設がわが国のあちこちに造られてきました。北海道の中ほどに位置する滝川市丸加《まるか》高原には、「外で遊びたい」と思ってもそれができない重い病気を抱えた子ども達とその家族を受け入れることができる、医療ケア付きのキャンプ場があります。大自然の中に二〇一二年に本格的にオープンした「そらぷちキッズキャンプ」です。この施設のモデルは、米国コネティカット州アシュフォードの医療設備と医療スタッフを備えたキャンプ場「ザ・ホール・イン・ザ・ウォール・ギャング・キャンプ」。この施設は、カー・レーサーであり、反戦や公民権運動の活動家としても知られる名優ポール・ニューマンが、実業家として得た莫大な私財を投じて「難病の子ども達が、健常児のように外で思い切り遊ぶことができるように」と造られました。このキャンプがきっかけとなり「シリアスファン・チルドレンズ・ネットワーク（SFCN）」という国際的ネットワークができ、世界各国に難病の子どものための公認のキャンプ場ができました。因みに「シリアスファン」とは「本気で真面目に楽しむこと」というほどの意味です。

「そらぷち」は、ポール・ニューマンのキャンプに参加して感激した東海大学医学部小児科の横山清七教授を中心に準備が進められたものの、〇六年に横山先生が志半ばで亡くなられてしまいます。その後、私に役割が回ってきて沢山の方々のご支援で一四年に全施設が完成し、昨年末にはついに「シリアスファン」の正会員に認定されました。「喜びや自信、そして可能性を、自然の中に見つけるチャンスを難病の子ども達とその家族に無償《タダ》でプレゼントする」ために常勤の職員達と頑張っています。ここは病気で大変な思いをしている子ども達のスペシャルな遠足、そして運動会のような場所なのです。

そして昨年はもうひとつ、英国オックスフォードにある「ヘレン&ダグラス・ハウス」をモデルに、東京都世田谷区の国立成育医療研究センター敷地内に「もみじの家」がオープンしました。ここは先の「遠足、運動会」に対して、家族の「ちょっとしたおでかけ」のような雰囲気で使える施設です。私もオックスフォードの本家は二度ほどお訪ねしたことがあります。町の中心を外れた住宅街に建っていて、広い中庭には車いすのまま利用できる遊具などがありました。

もともと「ヘレン・ハウス」は、二歳の難病の子ヘレンちゃんの昼夜の看病で疲れ切ったお母さんのために、ナースの資格を持つシスター・フランシスが、修道院で二日間おあずかりのケアをしてあげたことから始まります。元気をとりもどしたお母さんを見た仲間のシスターも協力してくれて、少しずつ集めたお金で小さな施設を造ったのです。噂はすぐに広まって、重い病気を持った子ども達とその家族が来るようになりました。その後、支援者の輪も広がり、〇歳から十五歳までが利用するヘレン・ハウスに加えて、十六歳から三十五歳までの青少年の家「ダグラス・ハウス」が造られました。「ホテルみたいな家」「好きなことができる場所」という希望を取り入れ、バーカウンターのほか、楽器やコンピューターゲーム等ができる部屋まであります。

世田谷にできたもみじの家もとても素敵な建物です。ヘレン&ダグラス・ハウスの支援活動に、長年ボランティアとして関わってきた英国在住の喜谷昌代《きだにまさよ》さんの夢の第一歩が、このもみじの家の開設でした。喜谷さんは医療者ではありません。幼稚園から高校まで聖心女子学院、大学はまだ女学生のめずらしかった慶應義塾に入学、その頃から孤児院訪問などのボランティア活動を始めます。卒業後、日本航空の客室乗務員として勤務します。一九五〇年代の話ですから、プロペラ機でハワイまで十八時間もかかり、当時のスチュワーデス達は仮眠するのに床に段ボールを敷いて寝たと、ご本人からうかがいました。滞在地での時間が十日以上のこともあり、各地の福祉施設を訪問、見学なさったとか。その後、同じ会社のパリ支局におられた喜谷喜夫さんとご結婚、しばらくパリで暮らされたあと前回の東京オリンピックの年（六四年）に一度帰国したものの、その後もご主人と一緒にべトナム、タイ、香港、ドイツ、英国と海外での生活を続けておられます。

聖心の二年先輩に皇后美智子様がおいでで、そのご紹介で深く各国の赤十字活動にも関わって来られ、今は英国赤十字の評議員としても活躍しておられます。

喜谷さんのご主人のお兄様、故・喜谷喜徳《よしのり》さんが名古屋市立大学薬学部の教授時代に開発した抗がん剤の特許権の利益から設けられた「喜谷メモリアルファンド」なる基金があり、その援助を受けて、昌代さんがヘレン&ダグラス・ハウスの子ども達を連れて二〇〇五年に日本に来られました。この時が喜谷さんとの初めての出会いでした。聖路加国際病院をお訪ねいただき、病床の子ども達も誘ってチャペルで交歓のお茶の会をしました。それ以来のおつきあいです。

喜谷さんを通じての基金と日本財団からの援助で施設は完成し動き始めましたが、オックスフォードの施設のように無料にまではなっていません。そらぷちキッズキャンプももみじの家も、施設ができてからの運営費が大変なのです。ヘレン&ダグラス・ハウスは年七億円以上の運営費のうち、八割は民間からの寄附でまかなわれています。そらぷちは、無償《タダ》のポリシーが米国本部からの必須条件なので、一億円以上の運営費を必死に集めてなんとかやっています。

もうひとつ、お金を使わないでできるだけ既存の施設でやろうという団体をひとつご紹介します。私の友人の小児科医・富和清隆先生がひきいる「奈良親子レスパイトハウス」。ここは「遠足、運動会」「ちょっとしたおでかけ」に続いて「修学旅行」とでも言えるかもしれません。奈良東大寺の境内にあるお坊さんの寮を改築した小ぢんまりした施設で、重い病気の子ひとりとその家族、関わっている医療者、ボランティアでゆっくり一晩を過ごし、早朝の大仏様との面会、おいしい朝食というコース。ここにも昨年、立派なオープンキッチンを備えた調理棟兼集会所ができました。

ベテランの小児科医達の思いが多くの仲間の力を借りて少しずつ実現して行く、それが目に見えた昨年でした。

（2017年1月）

記憶といのち

難病の子ども達のキャンプを支援しているSF（Serious Fun：シリアスファン）という国際組織の運営会議があり、三月の第二週にニューヨークへ行ってきました。月、火、水曜日とあちらの連中と仕事をして、木曜日の朝には帰りの飛行機に乗って、翌日の金曜日の夕方に成田に着きました。その翌日が三月十一日でした。六年前に、あの大地震、大津波があった日です。幼友達の床屋さんに散髪してもらいながら、その時刻をむかえました。

あの時は、おたがいどこにいたかが話題になりました。私は聖路加国際病院の小児病棟のプレイルームでナース、ソーシャルワーカー、心理士、チャプレンと一緒に多職種のミーティング中でした。床屋さんのかんちゃんは愛犬の散歩で外に出ていたそうです。屋内も外も大変な揺れだったのを、話していて思い出しました。そして津波と原発事故でひどい目にあった故郷東北の友達のことも。

次の日は日曜日、山形での外来の日です。朝の飛行機に乗るには、六時起床で十分間に合うのに、四時過ぎには目が覚めてしまいました。

朝風呂に入り、一人でお茶を淹れテレビをつけます。Eテレで『こころの時代』を六時までの枠で、やっていました。番組内容を画面でチェックすると、「作家・辺見庸さんが生まれ育った宮城県石巻市は東日本大震災で壊滅的な被害を受けた。剣呑《けんのん》な予感を抱き続ける辺見さんの、今と未来を知るための思索の道程」とあります。番組はもう半ばでした。

今回のタイトルは「父を問う——いまと未来を知るために」。一月三十日の紀伊國屋ホールの講演の様子とインタビューで構成されています。番組の詳細を見ると「これから何が起きるのか。それを予感するために、辺見さんは過去を振り返る。近著では、日中戦争が本格化した一九三七年をテーマに、資料を渉猟して、日本の戦争の実相を浮き彫りにした。その中で辺見さんは、中国に出征した父のことを書いた。戦場で父は何を見聞きし、どう振る舞ったのか。戦後をどんな思いで生きたのか。父に問い、同時に自らをも問い詰める。時代の奔流のただ中で『実時間』を知り、自分が自分であるために」

私は不勉強で、一年半ほど前に書かれたこの著作『1★9★3★7《イクミナ》』をまだ読んでいません。でも辺見さんの父上と同じ年代の父を持つ者として衝撃的な番組でした。

私の父は大学病院の医局から徴兵され、軍医として軍需品（食糧、被服、武器、弾薬など）の輸送に関わる輜重《しちょう》部隊に配属されました。輜重部隊の軍医ですから、戦闘に直接関わることは少なかったと思われます。それでも生前に一度、「一緒に中国へ行ってみない？」と私が聞いたことがありました。その時の父の渋い顔と「いくらブレーキをかけても止まらない若い兵隊達の暴走というのがあってね。どれほど中国の一般の人達がひどい目にあったか。顔むけなどできたものじゃない」と苦しそうに言って断られたのを記憶しています。その時、父は「おぞましい」出来事を私にそっと話してくれました。そして「日本が戦争をする国に逆戻りすることだけは絶対に阻止すべきだ」と付け加えることも忘れませんでした。

番組の中で辺見さんがいかがわしくおぞましいことの例として挙げていたのは、トランプ大統領の言動であり、自衛隊の観閲式の映像。安倍総理大臣、稲田防衛大臣の晴れ姿と、その時に使われている行進曲でした。その曲は、直前に映ったモノクロの動画、雨の中での出陣学徒壮行会で流れていたのと全く同じ「抜刀隊」の行進曲だったのです。これを何も引っかかること無しにスルーしてしまうことの危うさを語る辺見さんに、つくづく共感しました。

私自身がこの頃のニュースで気になるのは、人の「いのち」が一部の若い人達の間でいかにも軽く扱われていることです。私達が子どもの頃に蛙を捕まえて麦わらでお腹に空気を吹き込んで川に流して喜んだのとあたかも同じように、グループの仲間の一人を裸にして寒い川で泳がせたあげく、踏んだり蹴ったりして結局は死なせてしまうような事件の多発や、人を殺してみたかったという動機での殺人とか、目を覆い耳を塞ぎたくなるようなことが時々あります。

なんとかしなければと焦りがつのります。しかし、今、私がやれるのは子ども達に、いのちについて考えてもらう機会を提供することぐらい。私の声で思いを届けること、本や絵本にいのちについての私の思いを籠めることを続けなければいけないと思いました。

つい最近、フレーベル館からの依頼で、「いのち」について小学生にじっくり考えてもらう絵本『いのちって、なんだろう?』を監修しました。編集と制作は「童夢」という会社で、その最前線、つまり私と様々に意見を闘わせる編集者は植木さんという若い女性です。三巻からなるシリーズは「いのちのあれこれに対する登場人物の意見や感想を読みながら、自分ならどう思うか、考えをまとめることができるように」とのコンセプトで作られ、『いのちはどこからきたの?』『いのちに終わりはくるの?』、そして『いのちはなぜたいせつなの?』と続くというのです。小柄で細い植木さんを前に、私は「ウーン」と唸ってしまいました。小学生にこの内容をどう考えさせるべきか、引き受けるか、断るべきか、悩んでしまったのです。

「私の方で大体のすじは作って参ります」

「何人くらいでそれをやるの」

「上の者と相談しながら、大方は私が」

本当に大丈夫かなと思いながら作業は進み、第一巻のドラフト（草稿）が送られてきました。第一章は「いのちはおなかの中ではじまる！」。ヤギのお産を見学している三人の子ども達、女の子は「前足から出てくるなんてびっくり!!」とフキダシで発言しています。すぐ下には「人はどうかな?」のひとことアイコン。フキダシの意見や感想に対し、もっと考えを深めてもらう、アイコンはそのためのヒントです。この章では「いのちのはじまり」を考えてもらい、自分がどんなふうにして、今、ここにいるのかが分かるようになっています。いのちとはどんなものか、自分なりにイメージして深く考えてもらうように、すじ立てされています。第二章は「いのちはずっとつながっている！」です。自分が生まれるまでにどれだけの人が関わってきたかをイメージさせます。生まれてからの人とのつながりも考えてもらいます。そして名言の頁を経て、第三章「いのちは宇宙からやってきた!?」は、壮大ないのちの歴史を考える中で、自分のいのちについて思いを深めるという内容でした。

第一巻の見本を見て、植木さんを「やるな！」と思いました。私の意見を入れながら第二巻、第三巻も少しずつできあがって行きます。難題も山積み。例えば第二巻の『いのちを落とす』ということ」の章では日本の子どもの死因について考え、自殺についても触れてあります。最大の難関は第三巻『いのちはなぜたいせつなの？』でした。この巻の「はじめに」で私は次のように書きました。「いのちがたいせつなことはわかりきっています。だから答えるのにいちばん苦労する質問なのです。はじめて考えたというお友だちもたくさんいるはず。じつはこれ、一度考えたらおしまいという問題ではないのです。お兄さん、お姉さんになって、お父さん、お母さんになって、またおじいさん、おばあさんになってからも、考えつづけなければならない大問題なのです」

考え続けなければならないと思うのです。辺見さん流に言えば「今、真価が問われているのは明らかに、疑いもなく個人」なのですから。

（原題：記憶といのちのつながり　２０１７年５月）

カハクの楽しい一日

今年の春まで毎日新聞に「こどもの森から」という題で月に一度、連載のコラムを書いていました。そこに「孫と博物館に行こう」というタイトルで、東京・上野にある国立科学博物館（通称カハク）で二月中旬までやっていた「世界遺産　ラスコー展」に孫を連れて行った時のことを書きました。後期旧石器時代（約四万二千〜一万四五〇〇年前）に欧州に住んでいたクロマニョン人によって、南仏のラスコー洞窟に描かれた壁画を中心とした特別展です。退屈するなと思った小学一年生の孫娘が大喜びだったので、子ども達と出掛ける場所として、ディズニーランドやミュージカルの他にカハクは絶対におすすめです、と。

後日、毎日新聞の担当記者から「カハクの館長さんに連絡先を知らせてもよいか」との問い合わせがあり、続いて林良博《よしひろ》館長からご連絡をいただき、「これからの科博」という月報が届きました。

それには「ラスコー展」が二十七万人近い来場者を迎えて盛況のうちに終了したことに

加えて、陰に監修者達の卓越した企画力があったという館長さんの思いが語られています。クロマニョン人の優れた芸術性を示すために、フランスの他の博物館から相当数の標本を借りたり、同時代の日本人の祖先の生活がわかるような展示を第二会場で行ったりした、現場の人達の努力をねぎらう言葉もありました。最後に私のコラムに触れ「寄稿文は、私達を勇気づけてくれました。正月のある日、ラスコー展を楽しんで帰宅した小学一年生のお孫さんが、仕事で行けなかった母親を『おもしろいから、今度一緒に行こうよ』と誘っていたとのことです。『私自身は博物館が大好きなのに、子どもと一緒に楽しめる場所としての認識がなかったのは、返す返すも残念』と細谷さんは言っておられます。是非、『大英自然史博物館展』もお孫さんとご来場いただきたいものです」と結んでおられます。

一度、ご挨拶に伺いたいという館長さんに、私は「病院などという場所はいらして楽しい所ではありません。それよりも是非、こちらからカハクにご挨拶に伺わせていただきたい」とお答えしました。そしてある晩春の一日、カハクをお訪ねして館長さんにお目にかかり、ゆっくり博物館での時間を楽しんで来ました。ただ今回は孫を連れてではなく、『暮しの手帖』の編集諸氏を引率して館長室に伺うことになりました。原稿打ち合わせの時に、羨ましがらせようと思って館長さん訪問の話をしたら、三人の博物館好きが付いてくることになり、あちらも気軽に応じて下さったのです。

名刺交換の後、編集部の女性達のうちの一人から「館長さんのお名前は、本当にお仕事にピッタリなんですね」との発言があり、林良博さんというお名前を再認識しました。館長さんは私より一学年上の昭和二十一年七月生まれ、東大農学部出身の獣医師。解剖学がご専門で東大教授、東大総合研究博物館館長、山階鳥類研究所所長を経て、二〇一三年に国立科学博物館の館長になられたようです。

話はまず館長さんのご専門の解剖学から始まりました。通常、獣医学科の解剖、実習の対象は犬で、これは小人数で一頭を行うのだとか。家畜などの大動物は二十人、三十人で一頭にあたるというのも私にとっては初耳でした。私の娘も獣医学部を出て獣医師をしていますが、解剖実習の話など父娘の会話のトピックスにはなりにくいものです。学生だった館長さんが動物の解剖実習をしていた頃に、私も東北大学の古色蒼然とした解剖学教室内の実習室で、人体解剖を学んでいました。人間の背中の一番表層にある大きな菱形の筋肉の和名は「僧帽筋」と言います。筋肉の形がカトリック修道士の頭巾に似ていることに由来するのですが、服を着ない動物でも僧帽筋という名前が使われているのが面白いとか、昔、縫工《ほうこう》(仕立屋さん)はあぐらをかいた状態で作業をしていて、この姿勢をとるのに一番重要な、太腿を斜めに走る長い筋肉には、服を作らない動物にも人と同じ「縫工筋」という名前が与えられているのも興味深い、とかの話で盛りあがりました。

館長さんには、私が解剖学を習った石井敏弘《としひろ》教授とどこか似通った雰囲気が感じられ、もう亡くなってしまった石井先生を懐かしく思い出したりしました。そうさせたのは、解剖学者に共通する何とも言えない空気かもしれません。石井先生は、厳しくて仮借無く落第させることで有名な先生だったのですが、学生の間では誰よりも人気がありました。卒業してから十五年ほどが経過した頃、私が書いた子育てについての新聞の記事に対して、丁寧なお便りをいただいたことがありました。耳垢についての記述が、解剖学的に間違いがあるとのご指摘でした。その通りだったので、お詫びとお礼の返事を書きました。加えてずいぶんと昔の卒業生の名前にも反応してくれる石井先生の律儀さが、何とも有難かったのです。

次いで博物館の裏話を興味深く聞きました。

カハクにある資料は四五〇万点。ワシントンDCにあるスミソニアン博物館の一億五千万点や、ロンドンの大英自然史博物館の八千万点などには及ばないものの、何とか収蔵場所を確保しつつ、標本数一千万点の大台を目指しているらしい。少なめの標本数を補っているのが、皆で知恵を集めて企画している特別展ということなのでしょう。カハクの標本は、資産としては一点一円として換算されるそうですが、特別展『大英自然史博物館展』では、「呪われたアメジスト」と呼ばれる大きな宝石など、莫大な値段のものが展示されているのだとか。

一時間ほど館長室で興味深いお話を聞いて、様々な資料をいただいて、これから仕事のある編集部の面々とは別行動で『大英自然史博物館展』を、ゆっくり一日かけて楽しみました。二五〇年もの長い歴史を誇る博物館の標本だけに、驚くようなエピソードを持つものがいろいろあります。でも件の「呪われたアメジスト」には「所有者に多くの不幸をもたらしたとされるこの標本は……」と簡単な説明がなされているだけ。美しい鉱物の標本として見て欲しいというのが科学博物館の矜持なのかもしれません。それでも、精一杯のサービスをしてくれているなと微笑ましくなるような標本がありました。進化論に関係した展示の中に「ダーウィンのペットだった若いガラパゴスゾウガメ」という剝製標本があったのです。

ドイツで発見された始祖鳥の化石の本物があったり、大学で習った「分類学の父」と呼ばれたカール・リンネの植物標本があったり、それこそ行ったり来たりしながら素敵な時間を過ごしました。

後日談を最後にひとつ。俳人の西村和子さんにカハクの一日の話をしました。彼女も、最近俳句を作るために仲間とカハクに行ったのだそうです。とても面白かったので、孫達を連れて行くように息子さんに奨めたら、「知ってるよ」と言われたというのです。子育て中は恒例の句会から遠ざかっていたという西村さんが、当時リクエストした「母の日」のプレゼントは、五月の第二日曜日の句会への出席。毎年、それがカーネーションの花束の代わりになりました。その日、二人の息子さんの面倒を見る役に任命された、今は亡き旦那様がよく行っていたのが、カハクだったのです。

以前、一度も喧嘩したことがないというご夫婦の仲の良さには、純粋に驚いた私でした。遠くを見ながらカハクでの父子の話をうれしそうにする純文系の西村さんに、カハクの話をしなかった、男子三人の気持ちもわかるような気がしました。

（原題：カハクで楽しい一日　2017年7月）

押し寄せる春

全国的に厳しい冬でした。山形にも驚くほどの大雪が降りました。普段は見通しの良い田舎の道も、道路脇に雪の壁が出来上がってしまうと大変です。車はまるで迷路の中に放り込まれた鼠のような状況で走ります。吹雪の夜に高齢のドライバーが踏切を交差点と勘違いしてしまってハンドルを切り、鉄道の線路の上をしばらく走った、などという嘘のような出来事が実際に起きてしまいます。

東京と山形を週に二回往復している私にも、豪雪は被害をもたらします。山形空港の除雪に時間がかかって、乗った飛行機が空港上空でグルグル回って待機させられたり、「仙台空港へ向かうか、羽田に引き返すおそれがあります」と脅されたり。

そんな陰鬱な季節の、私の唯一の楽しみは、日曜の外来が終わったあとのナイタースキーです。夕方五時過ぎに診察室から母屋に戻り、大急ぎでスキーウエアに着替えます。

「お前も七十歳になったんだから怪我のないようになさいよ。転んで骨でも折ったりしたら年寄りの冷や水って言われるんですからね」

と年寄りの大先輩である母から言われて、私はかの『ドクターX』、大門未知子風に「私、転ばないので」と答え、あらかじめ道具一式を詰め込んである愛車（小型のトヨタ）に飛び乗って、一路蔵王温泉スキー場へ向かいます。

しかし、確かに一年毎にあきらかな筋力の低下を感じないわけにはいきません。年をとるというのは、こういうことなんだと実感しながら、ライトアップされた人影もまばらなナイターゲレンデを、果敢に、ではなく危険のないようにタラタラと、それでいてできるだけ華麗に滑り降ります。

今から半世紀ほど前、私が大学生だった頃は空前のスキーブームで、ナイターでもリフトの前には長い列ができたものです。それが今では、乗り場の係員が手持ち無沙汰この上ないといった様子。三、四本滑って下の喫茶店で熱い紅茶を一杯飲んで引き上げます。実家に戻るのは九時頃ですが、早ければ母はもう寝室へ引っ込んでいます。母の面倒を見てくれている妹が準備しておいてくれた夕食をゆっくりいただきます。肴によっては軽く一杯やりながら。そんな風に静かに日曜の夜は更けていきます。

でも、そんな楽しみも三月の中旬まででお終いです。蔵王スキー場の今年のナイター終了は三月十八日。昨年は終わってしまったのを知らずに出かけました。ゲレンデへ行ってみると真ッ暗で人声も聞こえません。がっかりして帰ったのを覚えています。

大学時代、四月初旬に蔵王でスキー部の合宿をしたことがありました。最終日、中腹にあったブナ小屋と呼ばれていた社会保険保養所から荷物を背負って滑り降ります。午前中の誰もいない滑降コース。雪が消え始めた所からは赤っぽい土が顔をのぞかせて、湿気を含んだザラメ雪はその辺りが茶色になっています。コース近くに冬眠用の穴を掘った、あわてん坊の熊が寝ぼけ顔で姿を見せたとかいったニュースが地元の新聞に載るのもこの季節です。シーズンが終わる淋しさと、熊と出合うかもしれないというドキドキ感のある素敵な滑降でした。

雪が消えるのを待ちかねたかのように、実家の坪庭の縁の辺りに蕗《ふき》の薹《とう》が顔をのぞかせます。いよいよ雪国の住人なら誰もが大好きな春が来たのです。

冬が終わってしまうことにほんの少しの淋しさを感じたりするのは、雪遊びの好きな子ども達とウインタースポーツ狂である大人の極々わずかの人だけなのです。

私の育った家の一画には昔、大きな桜桃の木があり、その木の下一面が蕗畑でした。そこの土地に今の母屋を建てたので、蕗畑の名残りの土から蕗の薹が出てくるものと思われます。気がついたら掘り出して、天ぷらにしたり、お豆腐の味噌汁に刻んだ蕗の薹を放してみたりして、春の兆しを味わうことにしています。

私のお気に入りの酒の肴を一つ紹介してみます。東京の自宅近くのすし屋のおやじさんに教えてもらった、蕗の薹の佃煮です。ゆでて醂《さわ》＊しておいた蕗の薹をざるに上げ、一つずつギュッと絞って、お好みの味に作った煮汁を張った鍋に丁寧に並べます。そしてこれを真っ黒になるまで煮詰めたら出来上がりです。真っ黒なのに、春の野原の緑の味がします。

思い出してみると、子どもの頃の私にとって蕗の薹は食材ではなく「春が来るぞ」のシグナルでした。ほろ苦いあの味よりも、そここに出ている蕗の薹を摘むことが楽しかったのです。ふんわり匂ってくる蕗の香りは春そのものでした。雪で遊べる冬が終われば、今度は小川での魚とりの季節が始まるのです。それもわくわくものでした。

雪がすっかり消えたら最上川の土手につくしやヨモギがどんどん出てきます。妹達を引き連れての摘み草も春の恒例行事でした。目的は母に草餅を作ってもらうこと。わが家の草餅は上新粉を使って作る草団子、餡子やきなこをまぶして食べました。春そのもののおやつでした。

ほろ苦い味がわかるようになってから、春を感じさせてくれる食材の幅が拡がりました。今では全国的に認知されたタラノメやコシアブラは、ウコギ科の落葉樹の新芽です。山形では昔から食べられていました。子どもの頃の私にとってはどうでもいい食べ物でしたが、ウコギやアケビの芽なども、大人になってからは春ならではの大ごちそうです。タラ

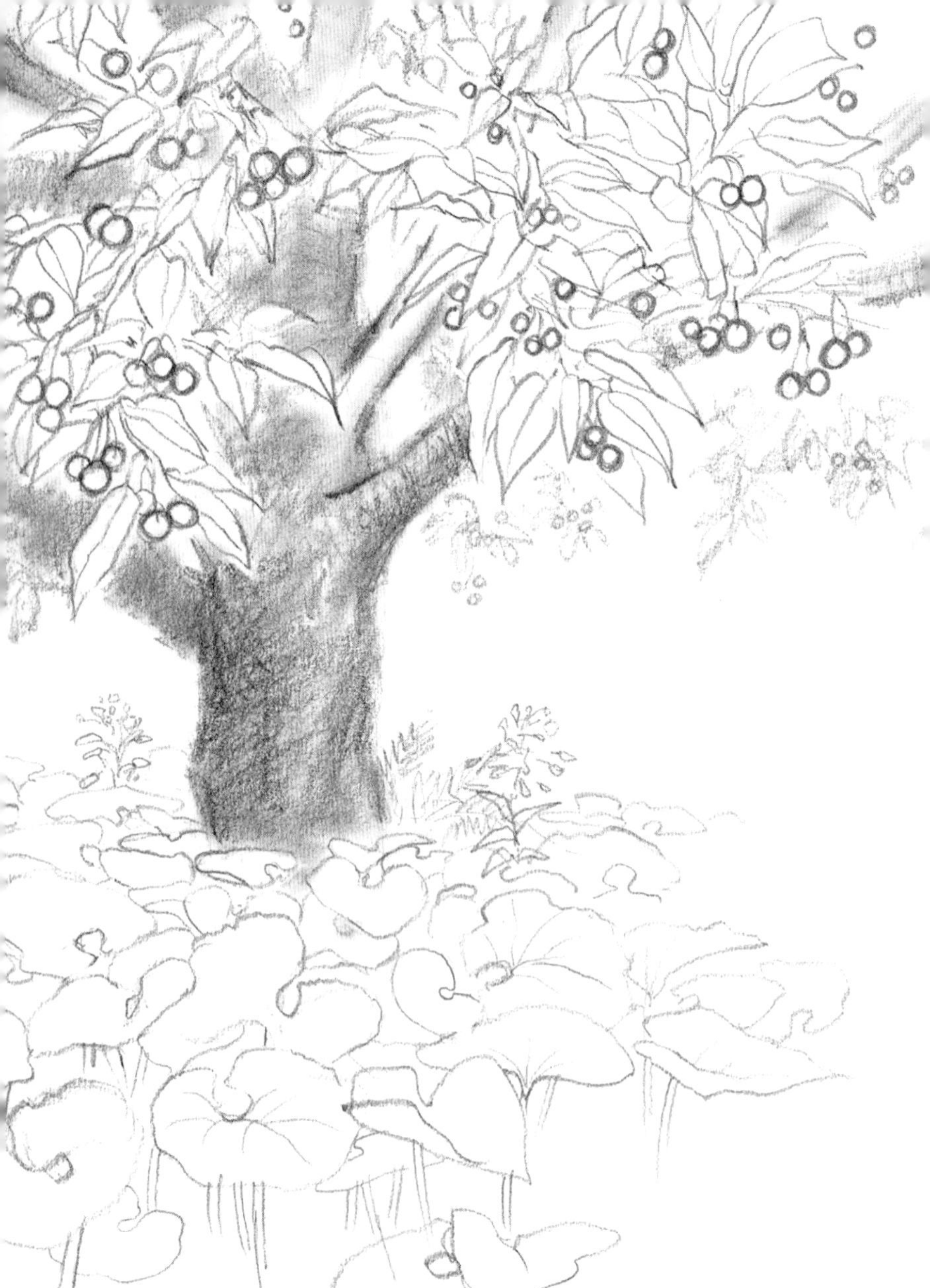

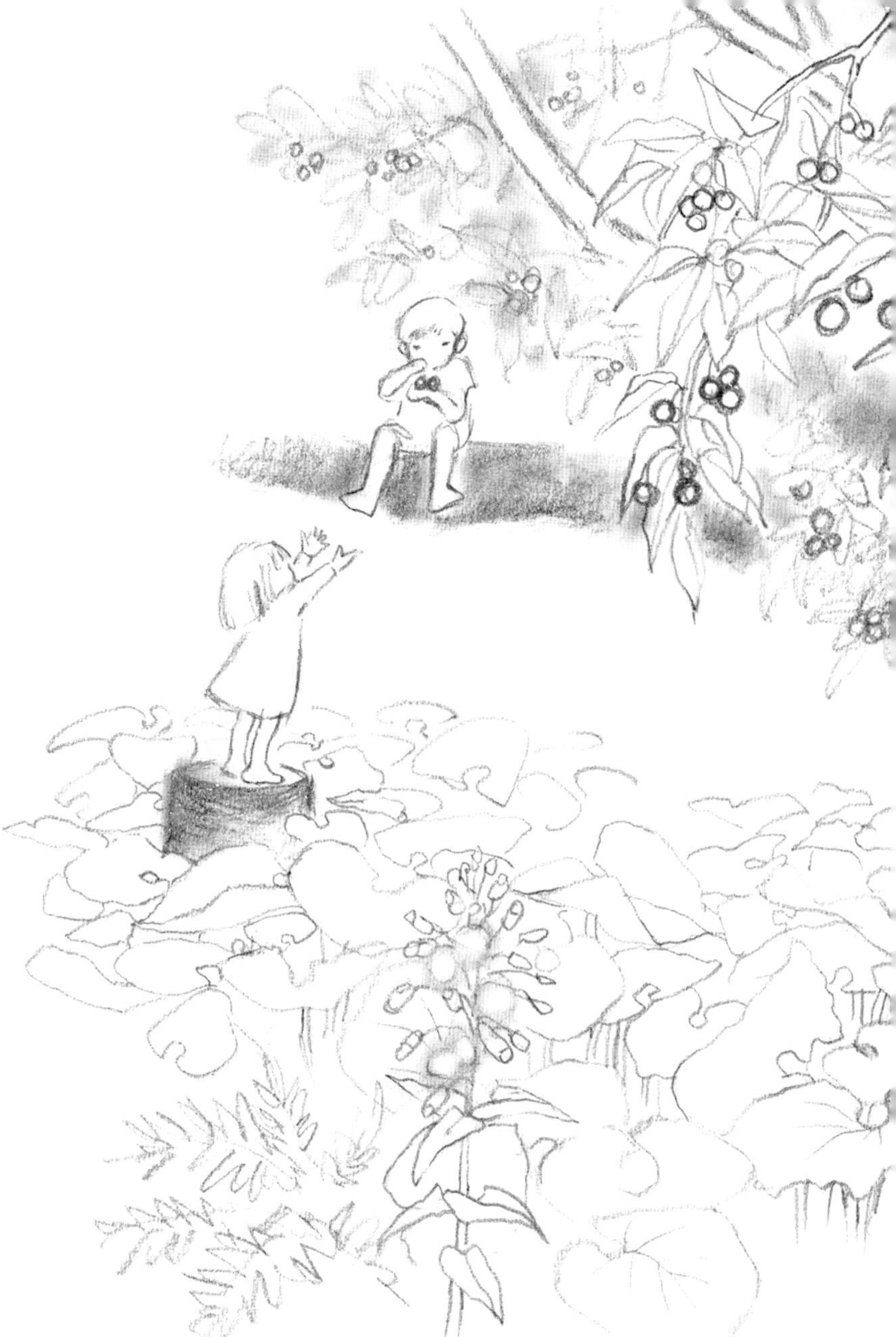

ノメやコシアブラは天ぷらにして、ウコギやアケビの新芽はおひたしにしてつぶしたクルミなどを振り、お醤油をかけて食べるのが田舎の家の定番です。

木の芽の季節が過ぎる頃、山形にはどっと春が押し寄せてきます。昨年の二月、急に天国へ旅だってしまった大切な友達がいます。石本浩市《こういち》先生、高知県南国市《なんこくし》で昭和二十六年に生まれ、土佐高校から順天堂大学医学部に入学、卒業後は小児科学教室で小児がん、血液の領域を専門としました。土佐の英傑、坂本龍馬を思わせるような進歩的な考えを持ち、小児がんの子ども達のそばで、治らなかった時代から完治が望めるようになるまで、一緒に頑張ってくれた弟分でした。小児がんの子ども達のキャンプを始めようと奮闘した同志でした。

昨年の春はただ、その急逝に驚いて茫然と季節をやり過ごしてしまったのですが、この春は強く彼のことを思い出します。

山形の春真ッ只中に彼が訪ねてくれたことがあります。もう十年ほども前の四月のことです。

閑《しづか》さや岩にしみ入る蟬の声　　芭蕉

で知られる古刹立石寺を訪ねた石本先生を車で迎えに行き、河北町谷地の私の実家まで、残雪の月山が真ッすぐに見える果樹園の中の道を走りました。両側は様々な果樹の花ざかりでした。彼は、

「こんな春を見たのは初めてです。梅も桃も桜も全部一緒に咲くんですね。高知では梅は二月、桃は三月、桜は四月の順番で咲きます。これは林檎の花ですか。満開だ。本当にすごい」

とニコニコ顔で大喜びしてくれました。

春が来たと感激できる日本に住んでいることをありがたく思います。昔々、米国テキサス州ヒューストンに三年近く住みました。十二月に空港に着いたら、教授がクーラー付きの自分の車で迎えに来てくれていました。アロハシャツを着ていたので、そんな気候なんだと驚きました。翌日は急に寒くなって雪が降り、またびっくりしたのを覚えています。

雪国に住んでいるからこそ、春が押し寄せてくるのです。ヒタヒタとやって来る春を膚《はだ》で感じて育った土佐ッポの石本先生にとって、春の大来襲はうれしい驚きだったに違いありません。

（原題：押し寄せてくる春　2018年3月）

＊水につけてさらす

映画に見つけた子ども達

時々、面白い仕事の依頼があります。先日は、映画を輸入して配給している「ドマ」という会社から、難病の子ども達を撮ったフランスのドキュメンタリー映画『子どもが教えてくれたこと』を観て、マスコミ宣伝並びに劇場用プログラムに使う解説の文章を書いてほしいとのことで、ＤＶＤが送られてきました。

六月に公開されるこの作品のアンヌ＝ドフィーヌ・ジュリアン監督は、遺伝性の神経難病を抱えた娘と闘病生活を送り、そして看取るという辛い体験をしたお母さん。映画はさすがフランスの作品と唸ってしまうほどの素敵な色彩で、小児がん、心臓と肺、腎臓、皮膚の難病を抱えている五人の子ども達をとても丁寧に記録しています。男の子四人、女の子一人の計五人。彼らは、それぞれが違う病院に通い、異なる家庭環境で暮らしています。学校にも通い、スキー、サッカー等のスポーツや演劇活動も楽しむなど、充実した生活を送っています。

一人ずつに専属の撮影チームがついたと聞きました。子ども達に対する監督の思いが、スタッフ全員にしっかり伝わっているのが、とてもよくわかります。

撮っている間に時は流れ、子ども達の病気の具合も刻々と変化して行きます。作品は一人ずつのオムニバスではなく、ある子にしばらく寄りそい、次には別の子、そしてまた、違う子へと時の流れの中で対象を変えながら、それを繰り返します。

私が特に引かれたのは、通院する車の中で肺動脈性肺高血圧症の女の子が、後部座席に座り、窓を開け外を眺めているシーンでした。いつもはお茶目なその子が、黙って微動だにせず、流れて行く景色をとても大事そうに見つめています。作品の後半で小児がんの男の子も、同じ様子で同じ眼をして外の景色を眺めていました。

私自身の記憶にもある、重い病気の子ども達のこの眼差し。私の知っているその子達は、もう遠いところへ旅立ってしまっています。

この映画にナレーションは使われていません。病名も自分の置かれている状況も、すべて小学生ほどの年代の子ども達が自分の声で、自分の言葉で語ってくれるのです。子ども達は、病名を含め病気のことはもちろん、家族とは、人生とは、友達とはまで、彼らなりに理解し、驚くほどよく知っています。子どもの視点、視座が本当に愛おしく思えて来ます。

腎不全の為にアルジェリアからフランスに来た男の子は、「腎臓移植をしたら、病院に来なくて良くなるはずさ。そうしたらパパを疲れさせなくて済む」と話してくれます。彼らは本当に優しいのです。

この映画は病気の有無にかかわらず、普通に友達と公園で遊べて、三、四人もいるきょうだいと両親で楽しく食卓を囲めることが、どれほど幸せなことかをそっと教えてくれます。それに加えて、非日常の楽しさを難病の子ども達にプレゼントしてくれるボランティア団体の存在も素敵です。

わけのわからない苦しさ、悲しみ、怒りに子ども達が爆発しそうになる場面や、「死んだら、その時はもう病気じゃない」とケロリと言ってのける小さな男の子にお母さんが涙を隠して覆いかぶさるシーンは、私に昔のことを思い出させました。

子ども達に病名を含めた病気の説明をして、彼らの思いに耳を傾ける、今では当たり前のことと思われがちですが、これがわが国でまがりなりにも実行されるようになるまでには、ずいぶん長い時間がかかりました。

今から四十一年前（一九七七年）に小児がんの臨床研修の為に米国に渡った私をひどく驚かせたことのひとつは、「子ども達本人に病名を伝え、彼らでもわかるように病気の説明をしなければいけない」という現実でした。はじめはとまどったものの、何の隠し事もなく、子ども達を一人の人間として対等に扱うことが、どれほど彼らにとっても、また、医療者である私にとっても大事であるかが少しずつわかってきました。

八〇年の帰国にあたって、一番お世話になった恩師ストウ先生から私に与えられた使命は「日本のがんの子ども達にも病名告知をした上で治療をすること」でした。日本に戻ってから、それを決行するまでに、なんと六年もの歳月を要しました。加えて、最初の告知から十年以上が経っても、周囲の状況は変わりませんでした。それどころか「聖路加に入院すると、子ども達に病名を伝えられてしまう」という噂が立ち、来院を敬遠されてしまうことさえありました。それでも、九〇年に国連が「子どもの権利条約」を発効させ、九四年に日本が批准すると少しずつ世の中も変わってきました。私の仲間の小児科医も、子ども達に本当のことを話すようになりました。

しかし現在、わが国の子ども達の人権が、この映画のレベルまで尊重されているかという点においては、まだ疑問が残ります。「人権」の本家とも言えるフランスですから、これはもう仕方がないかもしれません。

日本の医療技術は世界のトップレベルにあります。それでも治すことができないままに見送らなければならない難病の子ども達がいるのは事実です。治らないまま治療を続ける生活を送っている子どもと家族がいるのです。そんな子ども達と過ごしてきた私に、「一生は長さではなく、どう生きたか」がポイントなのだということを、改めて痛感させてくれた映画でした。

そして、誰にも邪魔されることなく、一人静かにこうした映画を観る時間は、私にはとても貴重で、必須です。

本棚に立ててあるＤＶＤが何枚かあります。一年に一回は観る作品や、五年に一度くらいしか出番のないものなど様々です。

私は今、立教学院の小、中、高校の校医をしています。男子校です。お母さんからの相談を聞くのも大切な仕事です。よくあるのはこんな相談。「夫は仕事に忙しく、私がかかりっきりで育てて来ました。あの子のことは何でも理解できるという自信があったんですが……」

思春期が近付いて来ると、お母さんにとって男の子は不思議な生物に変化して行きます。そんなお母さんに「男と女は、やっぱり違うイキモノなのだ」と感じてもらう為の「この一枚」があります。これも私の本棚に並んでいるＤＶＤ。『ガープの世界』（ジョージ・ロイ・ヒル監督）です。ジョン・アーヴィングの原作は、私が米国で頑張っていた頃のベストセラー。私もリアルタイムで読んだのですが、英語力不足で楽しむことはできませんでした。

映画は日本では八三年に公開されたのですが、ヒューストンから東京に引っ越して、まだ間もなかった当時三十五歳の小児科医には、様々な意味で衝撃的な作品でした。物語は主人公ガープの出生の事情から始まります。ガープの母のジェニーは看護師。男のけだもののような性欲を心底嫌悪しているものの、自分の子どもが欲しい彼女は驚くべき方法で妊娠し、男の子を産みます。

この映画は、ガープが死ぬまでの波瀾万丈の一生を描いています。あくまでガープが主人公なのですが、私にとってこの映画は、女性である母親が、娘だけではなく息子という男性をも産まなければならないという「宿命」をとりあげている作品に思えるのです。「男と女は違うイキモノ」。その大問題と向かい合って私達がどのように知恵を絞り、それから眼をそらすことなく積極的に生きて行くか。そのひとつのモデルが扱われているというメッセージを添えて、男の子のお母さんに薦めています。

（2018年5月）

私の父が大陸から復員船で帰国したのは、終戦の翌年のことだったようです。長期間、シベリアの収容所での生活を強いられた伯父などに比べたら早く戻れたのは幸いだったもののの、それでも故郷、山形にたどり着くまでは様々な困難があったことは容易に想像できます。父方の祖父も医者で、山形在の農村で小さな医院を開業していました。しかし、六十歳過ぎに、今で言うレビー小体型認知症を発症し、その頃には思うように働けなくなっていました。

父は、徴用される前に所属していた東北大学医学部山川内科の研究室に復帰するのを諦め、祖父の医院を継ぐことになります。生前、「大正デモクラシーの空気を吸って育った」と言っていた父でした。確かに父の生まれは大正元年九月。しかし、その年の七月三十日に、明治から大正への改元が行われたばかりでした。父の生まれる二カ月ほど前は、まだバリバリの明治時代だったこともあり、その時代の一家の長男の身の振り方は、そうならざるを得なかったのだろうと思います。

そればかりか、待ってましたとばかりに菩提寺の住職から縁談が持ち込まれ、両親に言わせれば形ばかりのお見合いが、寺の離れ座敷で行われ、あれよあれよと言う間にそれが纏《まと》まり、その年の秋には祝言ということになりました。父が三十四歳、母が二十二歳でした。

それが父にとってのみならず、母にとっても怒濤のごとき展開だったことは、二人の間に生まれた長男の私が大人になるまでに、それぞれから縷々《るる》聞かされることになります。

父からはこんな話を聞いたことがあります。

「横浜の町の真ン中で生まれ育った女の子が、こんな田ンぼの真ン中に嫁に来ても、半年も保つまいと思った。手付かずの状態で出て行けるように、しばらくは何もしなかった」

つまりプラトニックな関係だったというのです。それはそれで失礼な、とは思ったのですが、黙って明治（いや大正？）の男の話として聞いた記憶があります。

しかし、別の機会に母が次のような話をしました。父が亡くなってからのことです。丁度、テレビ番組が歌麿を中心とした浮世絵を取り上げ、解説が春画、つまり枕絵にまで及んだ時のことです。

「実家の母（私の母方の祖母）が、私の嫁入り前に簞笥の奥から、その種の浮世絵を取り出して来て、嫁いだらこんなこともするんだって真面目な顔で教えてくれたんだよ。でも、当分の間は本当に何にも無くてね。ずいぶん楽な人に縁付いたって思って、喜んでいたんだよ」

時代がかった話です。その他にも、父が大学生の頃に、医学部の新聞部で左翼的な記事を書いたことを理由に、学友と一緒に治安維持法違反で警察に留置され、それを部の顧問だった皮膚科の太田正雄教授（ペンネーム木下杢太郎《もくたろう》）が受け出しに来てくれた話や、戦火を避けて一家で横浜から仙台に引っ越して来た母が、仙台の空襲に際し、年の離れた弟の手を引いて火の海の中を逃げた話なども聞かされました。しかし、戦争に翻弄された父と母の青春を強く感じ胸が痛んだのは、二人のお見合いと結婚の話でした。

父と母からは、実際に戦争の時代を生きた者だけが発する「あんなことは二度とあって欲しくない」という気持ちに裏打ちされた「平和への深い感謝の思い」が、日常の暮らしの中から伝わって来たものです。

「件《くだん》の会」という、十人ほどの俳人で作る超結社のグループがあります。俳句という文芸に関して顕著な貢献をした個人や団体を、メンバーが独断と偏見で選考し、毎年六月に、「みなづき賞」というのをさしあげて表彰するなどの活動をしています。三年前には、東京新聞の「平和の俳句」という反戦企画と、その選者の金子兜太《とうた》さん、いとうせいこうさんに受賞して頂いたのも大切な思い出です。

今年度は、『季語体系の背景――地貌《ちぼう》季語探訪』（岩波書店）を書かれた宮坂静生《しずお》さんの受賞が決まりました。宮坂さんは長野県で生まれ育ち、信州大学で近世文学を専攻、教授になられ二〇〇一年の定年退官までお務めなさって現在は名誉教授。十代から俳句を始め一九七八年に主宰として俳誌『岳《たけ》』を創刊し、大活躍しておられます。「俳句は土に根付いた暮らしの詩だ」という思いを源として、精進して来られました。

「季語を生きたものとし、自分の息遣いに馴らし、自分のものとして使うことで初めて動きが生まれ、生気が蘇る」ということを著書の中でも主張し、「自分の息遣い」については「私という身体のことばを介した生者と死者との語り合い」と書いておられます。少し難解ですが、大切な感覚、すなわち私達の身体のことばは、何代も前からの、人々の感受性の集積によって形作られているというのです。日本人の季節感に、それが最も顕著に見られる、とも。日本の各地方で風土に結びつき、からだ感覚で捉えられて来た、いわゆる「地貌季語」を探し訪ねることで、その事実が明らかになるだろうとの思いで、息の長いお仕事を続けて来られたのです。

季節感は確かに身体のことば、からだ感覚です。その他にも日本人ならではのからだ感覚があるはずです。「平和」の感覚もそうなのではないかと思いました。

宮坂さんの長野県には有名な県歌『信濃の国』があります。明治三十三（一九〇〇）年に発表され、現在でも約八割の県民が歌えるという類い稀なる県の歌です。当時は日清戦争が終わったばかりで、戦勝気分は教育にも大きく影響していました。そのことを心配した信濃教育会（教員と教育関係者の団体）が、戦争と離れたテーマの曲を教材とすべく長野師範学校の国語と音楽の教諭に依頼し、この唱歌が出来たのだそうです。最初に師範学校で歌われ、卒業生が県内の学校に赴任し生徒に教えて各地に広がり、それが家庭に波及し、親が子へ、子が孫へといった形で歌い継がれて現在までつながりました。

六番まである歌詞は七五調で整えられ、確かに平和的です。歌い出しは〈信濃の国は十州に境連ぬる国にして　聳《そび》ゆる山はいや高く　流るる川はいや遠し〉。終わりまで歌えば、信濃の地理、産業、歴史などがすべて分かったような気になります。地理が不得手の私は「十州」が気になって調べてみました。越後（新潟県）、上野《こうずけ》（群馬県）、武蔵（埼玉県）、甲斐（山梨県）、駿河（静岡県東部）、遠江《とおとうみ》（静岡県西部）、三河（愛知県）、美濃（岐阜県南部）、飛騨（岐阜県北部）、越中（富山県）でした。

古風な呼び方から考えても、明治中期の大人達には、江戸時代がそれほど遠い昔ではなかったのです。

徳川の治世の二百六十余年は、世界に類を見ない平和な時代でした。これはたまたま日本が島国であったこと、鎖国という特殊な政策を取り続けたことなどが不思議に影響して具現化した、奇跡的な長期の平和でした。学者によっては、ローマ帝政時代初期、前一世紀末のアウグストゥスからほぼ二世紀末までの二〇〇年続いた「ローマの平和」（パックス・ロマーナ）と関連して、「徳川の平和」（パックス・トクガワーナ）と呼ぶ人もいるぐらいに稀有なことなのです。

当時には、しっかり人々の身体のことばとなった「平和」が、『信濃の国』を作らせたと思えなくもないのです。

太平洋戦争が終わって七十三年、「戦争を知らない子ども達」である私達の中には、日本人のからだ感覚としての、戦争への嫌悪感と平和への感謝が、十分に育ってきているはずなのです。それを「平和ボケ」と揶揄する人がいます。そういう人達がいるということが、大きな問題です。

（2018年7月）

小児がん治療の七十年

世間では、「この人」から教えてもらったからここまで来られた、という存在を「師」とか「師匠」とか言います。自分のことを考えてみると、小児科学から俳句、果てはスキーまで「師」にあたる人を容易に五、六人は思い浮かべることができます。その中の一人が、西村昂三《こうぞう》先生。わが国の小児がん治療の草分け的な存在で、私の前任の聖路加国際病院小児科部長でした。その西村先生が、今年の一月十一日に八十八歳で亡くなられました。西村先生が逝かれて、私が「師」と仰いだ方々はこの世に誰もいなくなってしまいました。

私は一九四八年一月二日の生まれ、今年満七十歳になりましたから、「師」が全員故人になっても何の不思議もないのです。

七十年前、私達団塊の世代が産声をあげた、丁度その頃に準備され、発表された歴史的な医学論文があります。ボストン小児病院のファーバー教授が書いたもので、「アミノプテリン（葉酸拮抗剤）を小児白血病の子どもに使用したら十六人中十人が反応し、一時的ながら症状が軽快した」という報告です。

戦後、ワクチンや抗生剤の開発が進み、次々と感染症が克服されていく中で、小児がんだけは依然として不治の病のままだったのです。診断時にすでに全身に微小転移を来していることが多い小児がん、その治療モデルとして選ばれたのが小児白血病でした。ファーバーの論文は多くの小児科医に「小児がんを抗がん剤で治すことができる日は近い」という思いを抱かせたはずです。しかし、それは遠い道のりでした。

西村青年は海軍兵学校在学中に終戦を迎え、京都府立医大で学んだ後、五五年、小児科臨床の武者修行をすべく米国へ渡ります。戦争が終わってまだ十年でした。メンフィスのテネシー大学を皮切りに、後半はボストン小児病院で研修し、かのファーバーから直接の指導を受け、六〇年に帰国、聖路加の小児科に勤務します。帰国直後に彼が『小児科臨床』という雑誌に、米国における小児急性白血病の治療事情を紹介する一文を書いています。当時の化学療法のあらましに続いて、「小児白血病は予後不良なのでファーバーはトータルケアの重要性を説いた。不治の病に罹患した患児の福祉増進を図るため、輸血、感染症のコントロール、諸種合併症の処置、精神衛生面の指導、家族の経済問題にいたるまで、すべての問題に手をさしのべなければならない」と米国の事情を解説しています。

そして最後に、「わが国のように経済的に余裕の少ないところで、このような治療を試みることが果たして社会的に受け入れられるか否かは現状では微妙」と疑問を投げかけています。当時は、まだ国立の小児病院すら存在しなかった日本です。米国帰りの彼が、こう感じたのは当たり前です。

しかし、彼が職を得た聖路加は、当時すでにソーシャルワーカーが居り、小児病棟にはプレイルームがあり、数人の保育士（当時は保母）が勤務していました。トータルケアを実現するのには最適の場所だったと思われます。

私が医学部を卒業し、聖路加で研修医生活を開始したのは七二年、二十四歳の春でした。西村の帰国から十二年が経過していました。白血病を始めとする小児がんはまだ治らない病気でしたが、医療チームには小児心理士も加わり、日本で唯一、トータルケアが実践されている小児病棟になっていました。

その五年後に、私はテキサス州ヒューストンにあるテキサス大学MDアンダーソンがんセンターの小児科で働くことになります。聖路加の病棟での経験があったので、アメリカに渡っても殆どカルチャーショックは感じませんでした。

それどころか、日本の方が優れていると思える点がありました。それは、小児がんにおける高額な医療費を、まるまる公費で面倒をみてくれる、医療費公費負担制度です。七一年の四月一日から始まっていました。

医療費が払えなくて治療できない小児がんの子を私が受け持たずにすんだのは、この制度のおかげだと思っています。この制度を作るのに大きな役割を果たしたのが、「がんの子どもを守る会」という公益財団法人（当時は財団法人）です。ボストンを本拠地にしていた大リーグ球団とマスコミの協力を得てファーバーが作った「ジミー基金《ファンド》」をモデルにして、西村が聖路加で六二年に看取った二人のがんの子の父親（竹中さんと岩田さん）を励まし、結成にまでこぎつけた財団です。

二人は悲しい体験をもとに、小児がんとの闘いの大変さを世に訴え続けました。耳を貸してくれる人が殆どいなかったにも拘わらず、彼らは頑張り続けました。折しもＮＨＫが六六年に「小児がんキャンペーン」を企画していて、そこに竹中さんが話を持ち込み、報道番組でとりあげられます。キャンペーン班の四人の記者が協力して行った調査結果をもとにした、渾身のレポートだったと聞いています。翌年には本格的な準備会ができ、設立総会が六八年二月に開かれ、竹中さんの会長、岩田さんの副会長が決定します。二人は翌月四日に当時の園田厚生大臣を訪ね、それをＮＨＫが再度、ニュースでとりあげてくれます。このニュースに心を動かされて、毎年一億円ずつ、むこう十年間、計十億円を寄附してくれるという人が現れます。これが財団を作る基金になりました。

本家であるジミー基金の始まりは、四八年の人気ラジオ番組でした。ボストン小児病院に入院中のジミーという白血病の少年に、司会者がインタビューします。「君は野球が大好きなんだって？　だったらボストン・ブレーブスのファンでしょう。誰が好きなの」との問いに、ジミーが好きな選手の名をあげるたび、病室に一人ずつ、その選手が現れて、最後に皆で『テイク・ミー・アウト・トゥ・ザ・ボールゲーム（私を野球に連れてって）』を大合唱するという趣向でした。その後、ジミー基金はレッドソックスへと受け継がれ、伝説の強打者テッド・ウィリアムズが立役者を努めます。

それから五十年が経過した九八年に、ジミーは名乗り出ました。エイナル・グスタフソンという本名で、六人の孫がいる、六十二歳のトラック運転手として故郷で元気に暮らしていたのです。翌年には八十歳のテッドとの面会も果たしました。ジミーの病気が白血病ではなく悪性リンパ腫だったことも、元気で生存していることも、彼の家族とファーバーだけの秘密でした。今では小児がんの子の八割ほどは治癒するようになったものの、不治の時代だった七十年前の患者さんが生きていたことも奇跡的です。

ジミー基金にサプライズがあるように、「がんの子どもを守る会」の基金についても、私にとって思いがけないサプライズがありました。

それはたまたま数年前に、私が山梨日日新聞社刊の『龍太語る』を読んでいる時に起こりました。俳人の飯田龍太氏が生前、山梨日日の中村誠氏にテーマ別に語ったものをまとめた本です。その中の「兄貴孝行」という項に、龍太の叔父さん、つまり大俳人、飯田蛇《だ》笏《こつ》の弟が、森武臣《たけおみ》という人で、富国生命の社長として、経済界では鳴らしたものの〈今では森武臣のことを振り返る人も知る人も少なくなった。それが残念で……〉と書いてあったのです。

実は「がんの子どもを守る会」を作るきっかけとなった総額十億円の寄附は、富国生命の五代目社長の森武臣氏が始め、六代目社長古屋哲男氏に引き継がれて、達成されました。だから森武臣という名前は私も良く知っていたのです。その人が「をりとりてはらりとおもきすすきかな」の飯田蛇笏の弟さんだったとは。こちらも会の五十周年を前にしてのサプライズでした。

（2018年9月）

生きていてよかった

『少女パレアナ』の「よかったさがし」にヒントを得て、「いつもいいことさがし」というテーマで、このエッセイを書き始めてから、なんと二十年以上の月日が経ちました。一月二日で私も満七十一歳になりました。連載開始当時は四十代後半、バリバリの現役。かかわって来た小児がんは七割ほどが治るようになっていました。それでも、もう難しいだろうと言われた子を連れて、私の外来を訪ねて来られるご両親が沢山おられました。

治らないと言われた子でも、様々な治療の組み合わせで完治したこともありました。でも、それは極めて稀なことで、難治とされた多くの子ども達は天国に行かなければならなかったのです。彼らの残された時間をできるだけ痛くなく、苦しくなく、楽しいものにすることに心をくだき、そして看取らなければなりませんでした。彼らにとっても私にとっても、日々の困難の中での「よかったさがし」には切実な重要性があったのです。

それはお互いの切羽つまった状況をなんとかするための「よかったさがし」だったこと

にも、遅ればせながら気がつきました。

今年の四月には平成が終わり、五月から新しい元号の時代が始まります。天皇の崩御に伴った昭和から平成への移行と比べると、ゆったりした気分で新しい時代を迎えられるのは、うれしいことです。これを機会に、「よかったさがし」の根本とも言うべき「生まれてきてよかった、生きていてよかった」について、私もゆっくり考えてみようと思いました。

そもそも「生まれてきて」と「生きていて」の区別は、ある年齢に達するまで無いのが普通です。

私は生来の食いしん坊で、好き嫌いもほとんどありません。子どもの頃には、初めて食べるものが世の中にいっぱい存在していて、そのうちの多くをおいしいと思って味わい、その都度、「生まれてきてよかった」と大感動したのです。

私の生まれた山形の家には、十メートル四方ほどの蕗畑があり、その真ん中に大きな桜桃の木がありました。「ナポレオン」という品種で、有名な「佐藤錦」等の親にあたるのだとか。沢山食べるとおなかをこわすからという理由で三歳ぐらいの頃にやっと解禁されたと思うのですが、そのおいしさに「生まれてきてよかった」と心から喜んだのを覚えています。

同じ三歳頃のお菓子では、母が作ってくれたドーナツが感激的でした。戦後、山形のそのまた田舎では、ベーキングパウダーなど手に入るわけもなく、診察室の薬棚から重曹を失敬し、砂糖の統制下ではブドウ糖などの調達も行いながら、母は頑張っていたようです。

大人になると食べ物との感激的出合いは少なくなって行きますが、二十代後半にテキサスで二年半を家族と暮らした時に出合った食べ物達が、「生まれてきてよかった」とつくづく思わせてくれました。何と言っても、本場のドーナツ、そしてハンバーガー。今ではわが国でもおなじみになったものの、当時の私にとって、アメリカの味、お店はアメリカの匂いでした。

味覚と共に私に「生まれてきてよかった」と感じさせてくれたのが聴覚。私の高校時代、デビューして間もなかったピーター・ポール＆マリーとビートルズの両方にはまりました。初めて聴いたのは高校一年生の冬でした。初めて生のオーケストラを聴いたのは、大学一年生の時。岩城宏之さん指揮のＮ響で、ムソルグスキーの『展覧会の絵』を聴きました。開演前のオーケストラの音合わせの段階から涙が出るほどに感激してしまいました。

それが年を重ねると「生まれてきてよかった」よりも「生きていてよかった」と思うことが多くなってきました。そこで味覚と聴覚にかわって感激をもたらすべく活躍してくれたのが、私の場合、視覚のような気がします。

朝、山形へ行く飛行機の中から虹を見ることがよくあります。普通の虹ももちろんですが、敷きつめられた雲の絨毯の上に、円形の虹を見つけることがあります。虹色のリースの真ん中に飛行機がシルエットになって浮かぶ、その景色は、見るたびに「生きていてよかった」と素直に喜べる瞬間です。

もうひとつ、毎週日曜日の夕方、外来診療を終えて出かける蔵王のスキー場。ほとんど客のいないナイターで、ゴーグルをかけ一人だけでリフトに乗り、照明の中に降る雪をながめる時、根源的な「生きていてよかった」を感じます。大いなるものに素直に感謝してしまいます。

そして、この年齢になって思うのは、一番重要な「生きていてよかった」は、これまで「人間社会の中で生活してきたこと」にあるのではないかということです。

先日、長野県佐久市に行ってきました。フリーダイヤルで、十八歳以下の子ども達がいじめや虐待の相談ができる、チャイルドラインという全国組織があります。その活動を佐久市でやっておられる鷹野禮子《れいこ》さんに招《よ》ばれたのです。私よりも少しだけ年長の鷹野さんは、佐久市岩村田にある小雀《こすずめ》保育園の園長先生を長く務められた方です。今回は一日目に保育園を見学させていただき、翌日には保護者と、保育園を卒園した子ども達に「やさしさ」と「いのち」について話をしてほしいと言われて出かけました。保育園は収穫感謝の日でおもちつきをしていて、大歓迎を受け、年長さんからは「ぞうさん」や「おつかいありさん」の歌のプレゼントまでしていただき、大感激でした。ここ当分は「白雪姫」の劇あそび中らしく、女の子は皆、白雪姫で、男の子は小人さんか王子様モードに入っているのも、とても可愛かったです。

鷹野さんご夫妻から、「夕食はわが家で」と言われて、ご自宅にうかがいました。そこで引き合わされたのが川田殖《しげる》先生ご夫妻。先生は今年八十八歳を迎えられる哲学者。出来たての国際基督教大学でキリスト教を学び、ソクラテスとプラトンに惹かれて京都大学で哲学を学ばれ、母校をはじめ山梨医大などでも西洋古代哲学を教えられた後、恵泉女学園の学園長を経て、日本聾話《ろうわ》学校（日本で唯一の私立かつミッションの聾学校。伝統的に聴覚口話法を用いていることでも知られる）の校長もなさったらしい。奥様は先生よりも少しお若く、お二人ともとても素晴らしい方でした。

話が盛りあがり、十七年の年齢差を超えて接点が見えてきました。川田先生は網走のご出身で、大学時代の友人が故郷に戻ってユースホステルの親父さん（ペアレント）になったと話されていました。どうも、私が大学に入ったばかりの頃（今から半世紀も前）に泊まらせてもらった宿であるらしいことが判明。

東京で先生が通われた信濃町教会に、福田正俊という立派な牧師さんがおられたという話もありました。クリスチャンでない私が敬虔な信者である両親の末娘と一緒になるという時に、キリスト教について指導してくれた上で結婚式の司式をしてくれたのが、その牧師さんだったことが判り、加えて、カミさんのもう亡くなった両親とも川田先生はお知り合いでした。

その晩の川田先生との出会いは、私にとって久々に衝撃的な「生きていてよかった」でした。自分以上に自分を知っている者はないと思いがちの私達、「オレも結構イイ線行っているんじゃないか」と自惚《うぬぼ》れてしまいがちの私達が、ソクラテスから「本当に大丈夫なの?」と、やさしく率直に問われたような気がしました。

くり返しになりますが、人間は人間と心のつながりを持ち、関係性の中で生き続けて初めて「生まれてきてよかった、そして生きていてよかった」と思えるのかもしれません。

（2019年1月）

終わりについて

昨年の十二月二十三日、天皇誕生日に放送された陛下の記者会見をテレビで見ました。「今年も暮れようとしており、来年春の私の譲位の日も近づいてきています。私は即位以来、日本国憲法の下で象徴と位置付けられた天皇の望ましい在り方を求めながらその務めを行い、今日までを過ごしてきました」から始まり「天皇としての旅を終えようとしている今、私はこれまで、象徴としての私の立場を受け入れ、私を支え続けてくれた多くの国民に衷心より感謝するとともに、自らも国民の一人であった皇后が、私の人生の旅に加わり、六十年という長い年月、皇室と国民の双方への献身を、真心を持って果たしてきたことを、心から労いたく思います」と、お声を詰まらせながらお話しなさるのを拝見し、背筋を正さずにはおれませんでしたし、なにかしんとした気持ちになりました。

そして年が明けて平成の最後のお正月。私は三が日をふくむ第一週の五日間を東京の自宅でゆっくり過ごしました。実はこんな経験は、東京に住み始めて五十年近くも経つのに、なんと初めてのことなのです。晴天が続いていました。

満七十一歳の誕生日だった一月二日に読み初めの本を買いに出かけました。いまや「終活ブーム」、新刊本のコーナーには、お正月にもかかわらず「死」や「看取り」、それに「葬儀」「墓」などについての書籍が並んでいます。その中で私の目を引いたのは、「いま死とどう向き合うべきか」と白地にきれいな赤で印刷してある帯が巻かれた、中公新書の一冊。派手な色彩の本よりも、正月らしいおめでたさを勝手に感じて、手にとってしまいました。松田純著『安楽死・尊厳死の現在』です。歩いて帰る途中に一句浮かびました。

安楽死尊厳死の書読み初めに　　喨々

私がまだ医学生だった頃、内科医だった父を往診先まで車で送った時のことです。父が私に言った、忘れられない一言があります。

「医者として一番大切なことは、患者さんの痛みと苦しみをなんとかしてあげることだ」

その後、小児科医として働き始め、はからずも、まだ治らなかった小児がんを専門とし、その結果、数え切れないほどの子ども達を見送ることになりました。定年を迎え、一線を退くまでの間、重く受けとめ、考え続けなければいけなかった一言でした。

五十歳、六十歳と自分自身が年を重ねるにつれ、病院でも学会でも倫理委員会の仕事が割り当てられ、最終段階での治療中止についても考える機会が多くなってきました。当然、自分の身に引き比べて考えを深めるわけですが、安楽死、尊厳死の領域はそれぞれの人が頭に浮かべるイメージに大きな差があり、そのあたりが大きな問題だと思っていました。

しかし、私の頭の中に無秩序に蓄積された、最終段階の医療と自己決定に関する大量の情報と知識を、松田先生の書かれたこの新書は、見事にすっきりと整理整頓してくれました。

実は私のこのエッセイも、本誌四世紀の百号をもって終わりになります。三世紀六十六号（一九九七年二、三月）からの連載でしたから、次の最終回で一三五回、平成の時代を長く、足かけ二十三年にわたり好きなことを書いてきました。本当にお世話になりました。

そこで、今回は私自身がどんな最期を迎えたいと思っているのかについて、遺言めいたことを述べてみようと考えました。

二〇一〇年十二月八日、ＮＨＫの『クローズアップ現代』が「ある少女の選択――〝延命〟生と死のはざまで」という番組を放送しました。田嶋華子さん（当時十八歳）とご両親の記録です。心臓に重い病気を持って生まれた華子さんは八歳の時、ドイツで心臓移植術を受けますが、その後、重度の脊椎側弯症のため自力での呼吸が難しくなり十五歳で気管切開後、人工呼吸器につながれます。そのため、声を失います。それでも日常生活を明るく送っていた華子さんでしたが、自分の今後の医療については、ご両親との日常生活の中で、自宅で両親と暮らすことを最優先にしたい、これ以上の延命治療が必要になっても拒否するということを決めていました。

十八歳になった華子さんは腎不全の状態になり、生きるためには人工透析が必須であると説明されます。華子さんは断固拒否。担当医、両親と華子さんの話し合い（華子さんは筆談）が続けられますが、最終的には華子さんの要望が通り、自宅で両親と在宅医療のベテラン達に見守られながら息を引きとります。放送時、スタジオに呼ばれたコメンテーターが私でした。大きな衝撃を受け、涙をこらえながら華子さんとご両親、それに医療者の勇気を讃えました。亡くなる直前まで周囲の人に優しく接し、感謝を忘れなかった十八歳の少女の死こそ、「尊厳に満ちた死」であると思いました。

わが国には日本尊厳死協会という団体があります。そのホームページには次のようなコメントがあります。〈尊厳死は、延命措置を断って自然死を迎えることです。これに対し、安楽死は、医師など第三者が薬物などを使って患者の死期を積極的に早めることです。どちらも「不治で末期」「本人の意思による」という共通項はありますが、「命を積極的に断つ行為」の有無が決定的に違います。協会は安楽死を認めていません〉。日本で「尊厳死」というのは、生命維持治療の中止、または治療を開始しないことをさします。華子さんは自身で呼吸器までは容認したものの、それ以上の延命措置は拒否して「尊厳死」を選んだということになります。

グローバルに見ると、オランダから合法化が始まった「安楽死」には、医師が薬剤を注射し患者の生命を終わらせる「狭義の安楽死」と、医師が処方した致死薬を患者自らが服用する「自死介助」の二つの方法があります。オランダ、ベルギー、ルクセンブルク、米国の一部の州、スイスなどで行われていますが、わが国においては違法であり、私も安楽に平和のうちに死にたいと心から望んでいるものの、「安楽死」をお願いしようとはまったく考えていません。

注意すべきは、「安楽死」と「尊厳死」を他の国でも、わが国のようにはっきりと区別して使っているかというと、そうでもないことです。

聖路加国際病院では二〇〇九年に『私のリビングウィル――自分らしい最期を迎えるために』という小冊子が作られ、院内のところどころに置かれています。意識が清明なうちに、最期の処置について希望を書いてもらおうという趣旨です。「まさか」の場合に際して、「人工呼吸器、心臓マッサージ等生命維持のための最大限の治療を希望する」という一番から、「点滴などによる水分補給も行わず、自然に最期を迎えたい」という四番まで、選択肢が並んでいます。その後には「治療の判断を（　）に委ねる」という欄もあります。私は、もし病気や事故で意識や判断能力の回復が見込めなくなったら、四番の自然な死を選びたいと考えています。なにしろ、もう七十一年間もなんとか健康に生きてこられたのですから、「まさか」の時には仕方がないと思うのです。……うまく行くかな。

しかし、松田先生のご著書の最終章は「健康とは何か、人間とは何か」です。自律、自活という理想があるけれども、人間を理性と自己決定能力だけで見る狭い見方に陥らないように。私達は他者に全面的に依存して成長し、自律・自立した個人になりうるが、病気や事故でそれがままならないこともあるし、やがては加齢による心身の衰えを経て、最期は再び他者に全面的に依存して看取られる。人間は「自由にして依存的な存在」なのだと、やさしく述べてあります。

読み初めに本書を選んだのは大正解でした。

（2019年3月）

祈りについて

二十三年、一三五回にわたるエッセイを終えるにあたり、前々回は「生きていてよかった」とのタイトルで、人は人との心のつながりを持ち、関係性の中で生き続けて初めて「生まれてきてよかった、そして生きていてよかった」と思えるのかもしれないと書きました。そして前回は「終わりについて」ということで、私自身がどんな最期を迎えたいと思っているかを述べてみました。今回は、私のあとの時代を生きる人達のために、「祈り」の重要性について考えてみようと思います。

聖路加での研修医時代の後輩に、富和清隆という小児科の先生がいます。現在は奈良の東大寺境内にある東大寺福祉療育病院の院長として頑張っている彼に誘ってもらい、東大寺二月堂の修二会《しゅにえ》で行われる「お水取り」に行ってきました。

病院のホームページを見ると、病院長あいさつにこんなことが書いてありました。

〈今から約一二五〇年前、聖武天皇は盧舎那《るしゃな》大仏造立という大事業をすすめられました。

盧舎那大仏は『華厳経《けごんきょう》』に説かれる仏で、その教えでは文字通りこの世は華で飾られていて、その華とは存在するすべてのいのちのことであり、それらは互いに支え合い輝き合っているといわれます。天皇はその大仏をみんなの力で造り、「動物も植物も含め、共に栄える世の中にしたい」という願いを立てられました。光明皇后も悲田院《ひでんいん》や施薬院《せやくいん》を設立し、人々のため共に尽力されたのです（後略）〉

因みに悲田院と施薬院は貧しい病人や孤児のための施設です。

東大寺二月堂のご本尊は十一面観世音菩薩です。その宝前で行を勤める練行衆《れんぎょうしゅう》と呼ばれる十一人のお坊さんが、私達にかわって罪を懺悔《ざんげ》するのが修二会、正式名称は「十一面悔《け》過《か》」と呼ばれています。大仏開眼《かいげん》の年（天平勝宝四年、西暦七五二年）から毎年欠かすことなく行われてきた修二会は、今回で一二六八回目とのこと。途方もない時の重みを感じないではいられませんでした。

聖武天皇の時代、旱魃《かんばつ》とそれにともなう飢饉、大地震、疫病の蔓延などでたくさんの人が死にました。天皇の皇太子基《もとい》親王も満一歳の誕生日を目前に病死しています。聖武天皇はどうすれば民を救うことができるかと必死に考えられたようです。当時の政治は、支配者がその徳でもって治めるというものでしたが、自身の非力に気づいた彼は、以前から深く理解していた『華厳経』などで語られている仏の力にもすがりました。民を救ってくれるようにとの祈りをこめて、あの大仏を造られたのだと思います。

二〇一一年三月十一日、私の故郷、東北を襲った東日本大震災で、多くの人々が地震と津波の犠牲になられました。沢山の祈りが世界中から届けられ、私達もそれに力づけられました。

明治以後、日本人の多くは科学に絶対の信頼を置き、宗教にそれほどの関心を持たず、大いなるものへの「祈り」も忘れがちになっていたようだと、あの時に私は思いました。大地震からしばらくの間、世の中のほとんどの人は自然の力の前で自分の存在の小ささを自覚しました。これは聖武天皇の時代の人々と全く同じ思いなのではないでしょうか。当時の日本人が、古くから存在した神道の神々だけではなく、大陸から渡ってきた仏教の仏にも関心を持ったという事実は、大いにうなずけます。

人間が力を尽くしてもどうにもならないことを神仏に祈る、これは古来、日本人が自然に行ってきたことなのです。奈良、平安の貴族政治が終わり、武家が権力を握るようになっても、日本人はことあるごとに祈りを捧げてきました。

それが文明開化の時代となり、政府が西欧諸国に早く追いつこうと、中央集権体制を強化します。そのための施策の一つが国家神道の確立でした。これによって、極めて宗教的な民族であった私達日本人の動きがどこかぎこちなくなり、神仏分離令によって各地で廃仏毀釈などが起こったと考えられます。

そして太平洋戦争。国土の荒廃と戦後の急速な復興、そののちの高度経済成長やバブルの時代を経験し、私達はいつの間にか意図的に宗教に無関心になったようです。

特に、他人のために祈ることが忘れられつつあるのは残念なことです。お釈迦様もキリストも「殺してはいけない」と教えています。特にお釈迦様はより丁寧に「『かれらもわたくしと同様であり、わたくしもかれらと同様である』と思って、わが身に引きくらべて、(生きものを)殺してはならぬ。また他人をして殺させてはならぬ」と言っています。他人を思いやり、その人の立場なら自分はどう感じるかをよく考えて行動しなさいというのです。

あの時、地震と津波に加えて原発の事故が起き、福島の人達は今も辛い思いをしておられます。あれから八年、様々な困難を抱えている人がまだまだ多いというニュースが流れている最中に、ある経済団体のトップが「(原発の再稼働に対して)エモーショナルな反対をする人達と議論をしても意味がない」と発言しているのを聞いて、私は耳を疑いました。溢れ出た放射能から逃れるために故郷から離れることを余儀なくされた人、代々続けてきた自然の中で働く仕事を諦めなければならなかった人の思いを、自分の身に置きかえて感じることこそ大切であろうに、エモーショナル(感情的)のひとことで片付けてしまう感覚が理解できませんでした。

私が生きてきた七十年の間に、日本は物質的には本当に豊かな国になりました。人々は幸せの度合いを経済の豊かさで測ることに慣れてしまい、お金が有ることが幸福につながり、長生きをすることが目標になっていった、その付けが回ってきているように思えてならないのです。

私は聖路加国際病院というキリスト教を根本に置いた病院で四十五年間、子ども達のいのちと向き合って仕事をしてきました。仕事を始めたのは、小児がんが不治の病とされていた頃です。親よりも先に逝かなければならない子をご両親と一緒に看取り、悲しみ悩みながらするのが仕事なのだと思いながら、月日を重ねるうちにがんの子ども達の八割ほどは治癒する時代になりました。それでも、二割ぐらいの子は亡くならなければならない。私が傍にいてあげるべきなのは治らない子ども達とその家族なのだとあらためて思い定め、小児科医としてその人達と思いを通わせながら、人の幸福について考えてきました。自称仏教徒の私のために、聖路加の代々のチャプレン（司祭）は心をこめて祈ってくれましたし、励ましてもくれました。

亡くなっていった子ども達、その家族が私に教えてくれたことはいっぱいあります。その一番目は、人生で大切なものは絶対に金銭や経済ではないのだということ。次に、その人が生きる上で拠り所としていたもの、子どもならばお母さんやお父さんの存在、大人ならばその人なりの哲学や思想の他に、宗教がとても大きな力を持つのだということ。そして人は生きてきたように死ぬのだということの三つです。

私が高校生の頃、印度哲学をやってみないかと本気で父がすすめてくれたことがありました。しかし私は父と同じ医師の道を選んでしまいました。でも聖公会の教会の付いている病院で仕事をし、病院の近くに浄土真宗の築地本願寺があったことから親鸞さんにも興味を持ち『歎異抄』を愛読し、歩き遍路をしたことから誘われて、高野山大学密教学科の修士課程で学べたりしたのは、私にとって幸いなことでした。

人はいつか死ぬと決まっています。裕福さと長生きを目標に生きるだけではつまらない。私達の日常に「祈りの時」が復活することを切望しながら筆をおきます。（2019年5月）

あとがき

『暮しの手帖』への長期連載を終えたのが、二〇一九年五月。あれから一年。その間に新型コロナウイルスの世界的大流行が起こり、私達はまだ、その真ッ只中にいます。

それとは別に、私の周囲でも沢山のプライベートな出来事が起こりました。でも、それらが遠い昔のことのように思えてしまうのは、何故なのでしょうか。

私は一九四八（昭和二十三）年生まれ、子年です。つまり今年、私は年男で七十二歳になりました。昔々、仙台にある大学の医学部を卒業した私は、研修先に東京築地明石町にある聖路加国際病院を選び、一人前の小児科医を目指しました。このあたりの記憶は極めて鮮明です。私の脳細胞が若かったせいもあるのでしょう。

自分で決めて行ったことの記憶は刻明に残るのに対し、成り行きでそうなった、言い換えれば自然にことが進んだ場合は、今回のコロナ禍のような大きな事象以外は、風化して行く傾向にあるように思います。

本書の「小児がん治療の七十年」にも書きました。小児がん化学療法の父とも言える、ボストン小児病院のファーバー教授が「葉酸拮抗剤を使用すれば小児白血病が治せるかもしれない」という歴史的論文をThe New England Journal of Medicineに発表したのが一九四八年、私の生まれた年です。

何か運命的なものを感じながら、まだ完治させるのは不可能とされた時代から私のキャリアは始まります。

もう一つ、運命的な出会いがあります。それが、同じ一九四八年に産声を上げた『暮しの手帖』との出会いです。

それ以前にも、小児科医として働きながら、子どもの病気や子育てについてのコラムや俳句などを書いていましたので、様々な新聞社、出版社にお世話になってきました。でも同い年の『暮しの手帖』には特別のご縁をいただきました。一九九七年から二〇一九年まで足かけ二十三年、一回も欠かさずエッセイ「いつもいいことさがし」を連載してもらえたのは、幸運でした。

『暮しの手帖』は隔月刊ですから、二カ月に一度はその間に起きた身辺の出来事を思い返して文章にするという、楽しい作業を続けてきました。小児科医としてのキャリアは今年で四十八年になります。そのうちの二十三年というのは、とてつもない年月です。隔月の振り返りが無くなってもう一年、コロナ以外の記憶の定着が甘いのは、それが原因かもしれません。

今回のゲラ刷りを読み返しながら、この二、三年間にお別れをしなければならなかった大切な人達の顔が次々に浮かびました。「ドクター・ストウと『負い目』」に登場の共同通信社の長澤克治さん、『いつもいいことさがし』第一巻の帯文を書いていただいた聖路加の日野原重明先生、「楽しめる居場所づくり」に出てくる「そらぷちキッズキャンプ」を私と一緒に作ってきた元国土交通省官房審議官の松本守さん、「もみじの家」を造った英国在住の喜谷昌代さん、「押し寄せる春」の石本浩市先生、「体感する平和への思い」の金子兜太さん、それから何回か登場する母校、山形東高校の同期の文芸評論家、加藤典洋君、同じく母校東北大学医学部の同級生、スキー仲間の本間哲夫君等々。

そのうち「さよなら」を今生のお別れと思って言うことができたのは、松本守さんと加藤典洋君だけということに気が付いて、ちょっと驚きました。

コロナ禍のための巣籠もりの間に『星の王子さま』を読み返す機会がありました。その関連から須賀敦子さんの『遠い朝の本たち』の中の「星と地球のあいだで」という文章にあたることになり、立教新座中学校・高等学校図書館から二〇〇一年発行のちくま文庫を借りました。そこには、砂漠に不時着した飛行士が星の王子さまから聞いた、キツネと王子さまの出会いの場面が書かれていて、「アプリヴォアゼ」というフランス語の動詞について、大学時代の須賀さんの思い出が綴られていました。聖路加での恩師、山本高治郎《たかじろう》先生はフランスに留学なさった方で、この「アプリヴォアゼ」（「なつかせる」というほどの意味）についてのお話がオハコだったことを思い出しながら、懐かしく読みました。

でも拾い物はもう一つ。その章のすぐ前の「葦の中の声」という、アン・モロー・リンドバーグの最初の著作“North to the Orient”（一九三五年）についての記述でした。アンは、あのチャールズ・A・リンドバーグ（一九〇七年に、アメリカとヨーロッパ両大陸間の無着陸単独飛行という大冒険をなしとげたヒーロー）と一九二九年に結婚しています。

須賀さんは戦時中、女学校の生徒として少国民全集の中のアンの文章を読みます。その時の記憶だけを頼りに書かれた、別れの言葉についてのすばらしいエッセイが「葦の中の声」です。

須賀さんは一九九八年に亡くなられましたが、アンの“North to the Orient”は二〇〇二年にみすず書房から『翼よ、北に』（訳・中村妙子）という邦題で、改訳出版されていることがわかりました。しかし版元では品切れ、ようやく目黒区の図書館で出会うことができました。リンドバーグ夫妻が一九三一年にシリウス号でニューヨークを出発、カナダ、アラスカ、シベリア、千島列島を経て、日本、中国にいたる大圏航路の調査飛行を行った際の旅行記です。

「あとがき」の如き最終章「結び」の前に「サヨナラ」の章があります。調査飛行の終点、中国でシリウス号が壊れたため、上海から船で日本に戻り、日本旅行を楽しんだあと、横浜から帰国の途につくアンは「サヨナラ」について書きます。

〈「サヨナラ」を文字どおりに訳すと、「そうならなければならないなら」という意味だという。これまで耳にした別れの言葉のうちで、このようにうつくしい言葉をわたしは知らない〉。ほかの言語の別れの言葉と比較した後、こう続けます。〈「サヨナラ」は言いすぎもしなければ、言い足りなくもない。それは事実をあるがままに受けいれている。人生の理解のすべてがその四音のうちにこもっている。ひそかにくすぶっているものを含めて、すべての感情がそのうちに埋み火のようにこもっているが、それ自体は何も語らない。言葉にしないGood-byであり、心をこめて手を握る暖かさなのだ——「サヨナラ」は〉

須賀さんはアンの「サヨナラ」の理解にヤラレタのです。そしてリンドバーグ夫妻の一歳半の長男が誘拐され殺された事件（一九三二年）にも触れ、アンの中で、別れの言葉がGood-by（神とともにありますように）から、あきらめの言葉「サヨナラ」へと変わったのは、この出来事を境にしているのではないかと、遠慮がちに推測しています。

今までの二冊の『いつもいいことさがし』が長調の楽曲だとすると、完結編のこの一冊は短調の曲を思わせるかもしれません。

なにしろ、治すことが難しい病気の子ども達のそばで、ずっと仕事を続けてきた私です。短調のメロディーに心が安らぐのです。

〈哲学の動機は「驚き」ではなくして深い人生の悲哀でなければならない〉という西田幾多郎の言葉は、私にとっては秘密のエールでした。

表紙の絵はいせひでこさんに、私の原風景、林檎の木をお願いしました。私の来し方を一本の林檎の木で描いてくださったとか。緑、黄、赤のリンゴとほんのり紅のさした白い花が素敵です。帯文は工藤直子さん。「いっぱい売れるようなコピーを書くよ」と言ってくださいました。お二人とも大事な仲間です。

編集諸氏に心から感謝します。さよなら。

二〇二〇年七月三日　細谷亮太

細谷亮太
ほそや・りょうた

１９４８年山形県生まれ。72年東北大学医学部卒業後、聖路加国際病院小児科レジデント。78～80年に小児がんの最先端治療習得のため、テキサス大学ＭＤアンダーソンがんセンターにクリニカル・フェローとして勤務。80年聖路加国際病院小児科に復職、小児科部長、副院長を経て現在同病院顧問。専門は一般小児科のほか、小児がん、小児のターミナルケア、育児学。重い病気を持つ子どもとその家族を支える活動にも力を注ぐ。公益財団法人「そらぷちキッズキャンプ」代表理事、一般財団法人「キッズファム財団」代表理事。新聞や雑誌にコラムやエッセイを発表するほか、石川桂郎に師事した俳人でもある（俳号は喨々 りょうりょう）。

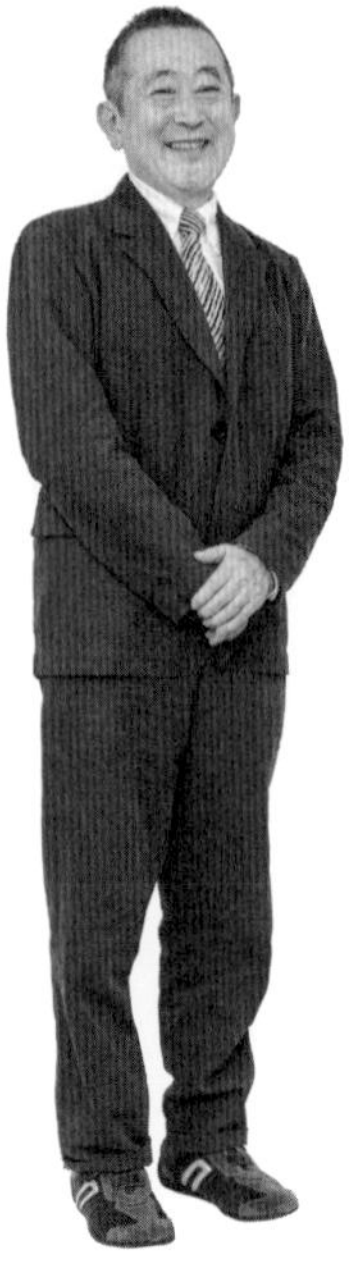

おもな著書
『からだ だから すごい！』（全3巻）『かしの木の子もりうた Love you forever』『いつもいいことさがし』『いつもいいことさがし2』『医者が泣くということ』『小児病棟の四季』『いつもこどものかたわらに』他多数。

装画・挿絵　いせひでこ
題字　細谷亮太
デザイン　三木俊一（文京図案室）
写真　中村彰宏
編集　髙野容子（暮しの手帖社）
校閲　菅原歩、圓田祥子（暮しの手帖社）
オフィス・バンズ

いつもいいことさがし 3

令和二年九月二十日　初版第一刷発行

著者　細谷亮太

発行者　阪東宗文

発行所　株式会社暮しの手帖社　東京都千代田区内神田一-十三-一-三階

電話　〇三-五二五九-六〇〇一

印刷所　株式会社東京印書館

ISBN 978-4-7660-0219-5　C0095